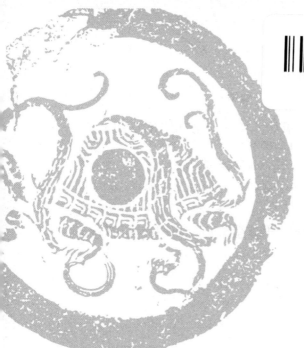

中医

脉理新解

戚维民 著

山东科学技术出版社

图书在版编目（CIP）数据

中医脉理新解/戚维民著.—济南:山东科学技术出
版社,2013（2021.1重印）
ISBN 978－7－5331－7066－0

Ⅰ.①中… Ⅱ.①戚… Ⅲ.①脉学—研究 Ⅳ.①
R241.1

中国版本图书馆 CIP 数据核字(2013)第 237714 号

中医脉理新解

戚维民　著

出版者:**山东科学技术出版社**
　　地址:济南市玉函路 16 号
　　邮编:250002　电话:(0531)82098088
　　网址:www.lkj.com.cn
　　电子邮件:sdkj@sdpress.com.cn
发行者:**山东科学技术出版社**
　　地址:济南市玉函路 16 号
　　邮编:250002　电话:(0531)82098071
印 刷 者:**北京时尚印佳彩色印刷有限公司**
　　地址:北京市丰台区杨树庄103号乙
　　邮编:100070　电话:(010)68812775

开本:880mm×1230mm　1/32
印张:6
版次:2021 年 1 月第 1 版 第 2 次印刷

ISBN 978－7－5331－7066－0
定价:**32.00 元**

自　序

古代医界先贤于四诊中最推崇脉诊。《素问·八正神明论》指出有"上工"与"下工"之别："上工救其萌芽，必先见三部九候之气""下工救其已成，不知三部九候之相失。""上工"是中医的最高境界，乃因其能"先见三部九候之气"也。可见脉诊的作用是多么重要。

我从医已 20 余年，是孙祚民老师把我领进脉学殿堂的。他曾经手把手地教我脉法，还谆谆告诫我：莫作半拉子中医！他说，许多中医不通脉理，不会脉诊，治病时完全依靠西医的检测手段，然后开出药方，严格地说这不是够格的中医，顶多算半拉子中医。他的这番话我一直谨记在心，终身不忘。

在老师的鼓励下，我在从医的过程中始终将研习脉理作为重要的课程，并在临床上加以验证。从医的时间越久，对他的话体会越深。我真切地认识到：即使最先进的检测手段，也有它的局限性。有些病是西医手段检查不出来的，而中医脉诊往往可以做得到。

我曾遇到一位浑身痛的患者，几次到医院检查，都查不出病因何在，也就无从下手治疗。经人介绍到我处诊治。我先找到病的诊位，确定了病在何处，几剂药便治愈了。患者连称神奇，其实这在中医看来是很平常的事情。

糖尿病是常见病，西医认为是终身性疾病。其实不然，此病也是可以治愈的。西医只靠测血糖了解治疗的进展，而中医则可通过脉诊察知胰腺的脉象变化，辨证施治，以达到治愈的目的。所以,西医对此病的治法是治标,中医则采取治本的治法。糖尿病是病在胰腺,明确胰腺的诊位,在治疗糖尿病的过程中起着至关重要的作用。我曾诊治过不少糖尿病患者,均取得了良好的治疗效果。当然,糖尿病也有轻重程度的不同。一般地说,越是早期的糖尿病越容易治愈。

中医脉诊是中国传统医学的瑰宝,但脉学理论或因文献散佚,或因阐述不足,或因解说不一,仍存在许多尚待发掘和厘清的问题。这都有待于后学者继续做出艰苦的努力和探索。经过 20 余年对脉学的研习,自觉有一些心得,因撰此书,以与同好者进行切磋和交流,并希望得到脉学前辈和专家的批评指正!

目　录

第一章　脉诊原理与脉名

一、脉诊的原理和方法

1.气动脉应

脉之搏动,是脉诊的物质基础和客观依据。东汉学者王符《潜夫论·述赦篇》说:"凡治病者,必先知脉之虚实,气之所结,然后为之方,故疾可愈,而寿可长也。"这段话讲了两层意思:一是脉诊为诊病行之有效的方法;二是脉与气二者密不可分。

2.什么是脉?

《内经》作了充分的说明。《素问·脉要精微论》说:"夫脉者,血之府也。"《素问·五脏生成》又说:"诸血者,皆属于心。"这是说,脉为血之所藏,而血又来自心。《素问·六节脏象论》更进一步指明:"心者,生之本,神之处也,其华在面,其充在血脉。"这是说,心是生命的根本,是人的生气和精神蕴藏之所在,其神采表现于人之面部,其气息充于血脉之中。可见,所谓"脉",并不是一般意义上的血脉,而是充有脏象气息的血脉。

对于《内经》以上所论,宋代医家崔嘉彦《四言举要》中有十分精彩的阐释:

脉乃血脉,气血之先;血之隧道,气息应焉。……

脉不自行,随气而至;气动脉应,阴阳之义。

气如橐籥,血如波澜;血脉气息,上下循环。

意思是说:气血充盈血脉,血为载体,气蕴其中。脉赖心气之鼓动,

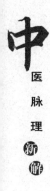

气动脉应而见阴阳之象。血脉气息相并而行，上下循环而运行全身。

气和血是形成脉象的物质基础。什么是气？人体之气来源于三个方面：①先天之气，即禀受父母的生命之气；②天然之气，即存在于大自然的空气；③水谷之气，即由饮食消化而生成的荣养之气。这三者相结合，又经过五脏六腑的运化而形成脏腑之气，循环运行，以荣全身。所以，切脉时所见之气，已不是原来意义的三气，而是蕴含脏腑生理及病理变化信息的"血脉气息"了。

3. 脉应脏象

中医脉诊的重要根据，是认为脉象的变化乃脏腑生理及病理变化的反应。这就叫作脉应脏象。《素问·宣明五气篇》说："五脉应象：肝脉弦，心脉钩，脾脉代，肺脉毛，肾脉石，是谓五脏之脉。"肝、心、脾、肺、肾合称五脏，弦、钩、代、毛、石就是常人的五脏脉象。若邪入脏腑而致病，脏象必发生变化，从而脉象亦必发生相应的变化。所以，《素问·五脏生成》说："夫脉之大、小、滑、涩、浮、沉，可以指别；五脏之象，可以类推。"诊者根据指下脉象大、小、滑、涩、浮、沉的不同变化，可以推知脏腑的相应病理变化。

根据脉应脏象的原理，《内经》特别强调以脉知病。《素问·阴阳应象大论》说："按尺寸，观浮、沉、滑、涩，而知病所生。以治无过，以诊则不失矣。"根据寸口的脉象来认识疾病产生的原因，诊断就不会出现差错，治疗也不会出现过失。《素问·脉要精微论》举例说："数动一代者，病在阳之脉也，泄及便脓血。"指下脉数而又一止复来，是病在腑部，常出现泄泻及便脓血的病证。这就是以脉知病。由此也可证明：脉应脏象是有科学和实践依据的。

4. 脉有来去

血脉之运行形成脉流，气鼓脉动，每动一次便形成一个脉波，脉流就是由无数个连接的脉波组成的。所以，脉波是脉的基本单位。每个脉波都蕴含着脏腑生理及病理变化的信息，故诊者认识脉象必先了解脉波。

运动中的脉波是一个过程,包括两个阶段:前一阶段叫"至"或"来";后一阶段叫"去"。典型的脉波就是由来波和去波组成的。元代医家滑寿《诊家枢要》说:"来者,自骨肉之分,而出于皮肤之际,气之升也;去者,自皮肤之际,而还于骨肉之分,气之降也。"脉之来波反映脏腑的阳,脉之去波反映脏腑的阴。脏腑的阴阳变化反映在脉上,便出现了不同形态的脉波。

既然脉有不同形态,诊者指下便会出现多种不同的脉象。何以别之? 滑寿说:

> 大抵提纲之要,不出浮、沉、迟、数、滑、涩之六脉也。

> 所谓脉之提纲,不出乎六字者,盖以其足以统夫表、里、阴、阳、冷、热、虚、实、风、寒、燥、湿、脏、腑、血、气也。人一身之变,不越乎此。

滑寿的脉之提纲,虽只是一家之言,却指明了由于脉波变化多端而产生了种种形态不一的脉象,是有规律可循的。

但是,要找出繁复多样的脉象规律,确实不是一件容易的事情,不能简单从事。正如王叔和在《脉经·序》中所说:"脉理精微,其体难辨。弦紧浮芤,展转相类。在心易了,指下难明。"若欲善其事,必须靠正确的诊断方法。

5.独取寸口

《内经》所载诊法繁多,《伤寒论》简为三部诊法,《难经》始倡"独取寸口"之法。《难经·一难》说:"十二经皆有动脉,独取寸口,以决五脏六腑死生吉凶之法。"到王叔和著《脉经》,"独取寸口"之法渐趋完善。从此,"独取寸口"成为后世医家临床上最常用的诊断方法。

寸口,是指桡骨茎突内侧一段桡动脉搏动的部位,分寸、关、尺三部。《难经·一难》说:"寸口者,脉之大会。"寸口部位的脉气最为明显,便于诊察,又方便易行,故成为医家诊脉的理想部位。

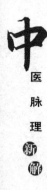

6.寸口辨脉

辨脉之法,首要举纲,纲举则目张。然以何为纲,众说不一,各有短长。清末医家周学海在《诊家直诀》中提出:"脉有四种,位、数、形、势而已。"他认为,脉象之种种变化,皆在位、数、形、势四者之中。此说甚为实用切要,值得重视。

第一,位。所谓"位",即脉位。寸口分三部,为寸、关、尺;每部有三候,为浮、中、沉。不同的脉位与不同的脏腑相对应,也就是说五脏六腑的脉象都见与其相应的脉位。如:心脉左寸沉取;肝脉左关沉取;脾脉右关沉取;肺脉右寸沉取;肾脉左尺沉取左肾,右尺沉取右肾;胃脉右关浮取;胆脉左关浮取;小肠脉右尺(近关)浮取;大肠脉右尺浮取;膀胱脉左尺浮取。取脉方法不同的脉有两类:

其一,脉位深浅不同的脉象。计有四种,即浮、沉、伏、牢。浮取部位浅表,"轻手可得。泛泛在上,如水漂木"。沉脉位深沉,"近于筋骨""非重按不可得,有深深下沉之势"。伏脉比沉脉更深,"沉极为伏""极重指按之,着骨乃得"。牢脉深藏,居于沉伏之间,其位似沉似伏,然其体"实大弦长""才重按之,便满指有力,以此为别耳"。

其二,候脉必须合取的脉象。计有三种,即芤、革、虚。芤脉"浮大而软,按之中央空两边实",浮取可得,然中取特点最明显,才会有"中央空而边实"的指感,故必浮、中合取。虚脉"体大而软""按之无力,隐指豁豁然空",浮取便得,然中取始有"豁豁然空"指感,亦应浮、中合取。革脉"有似伏沉,实大而长微弦",轻取可得,中取虽明显,但必沉取,即浮、中、沉合取,始可见完整的革脉之脉象。

第二,数。所谓"数",是指脉之疾徐结代,即脉律。按脉律分辨之脉有两类:

其一,节律均匀之脉。计有三种,即迟、缓、数(包括疾)。迟脉一息三至,"来去极迟"。缓脉"去来亦迟",稍快于迟,一息四至。

数脉"去来促急",一般为一息六至,甚至七至以上(或将七至以上称为疾脉)。

其二,节律不匀之脉。亦有三种,即结、促、代。结脉来去皆缓,"时一止复来"。促脉来去皆数,"时一止复来"。代脉来去亦缓,然"止不能回"。

第三,形。所谓"形",即脉形。周学海说:"形者,长短、广狭、厚薄、粗细、刚柔,犹算学家之有线面体也。"按脉形分辨之脉亦有两类:

其一,来去弦直之脉。计有六种,即弦、长、细、弱、紧、涩。弦脉"轻虚似滑,端直以长""按之如弓弦状。"长脉"迢迢自若""首尾俱端,直上直下""溢出三指之外",不似弦脉"但满张"。细脉"状如系线""细直而软"。弱脉"沉细而柔""欲绝未绝",长可及三部。紧脉"急疾有力""按之长""紧如弦,直上直下"。涩脉"往来艰涩,动不流利",似散非散,似止非止,虽直前而"如刮竹皮"。

其二,头尾不显之脉。计有六种,即动、短、滑、散、濡、微。动脉来去不显,"上下无头尾""大如豆"。短脉"来去乖张""尺寸退缩",体形短,"不能满部"。滑脉气来甚盛,然来去不显,"往来前却,流利展转,替替然",故三部见到如珠形圆脉。散脉"来去不明""有表无里""大而散"。濡散"细软而浮",来去不显,为"无根"之脉。微脉"细而软""按之欲绝有如无",指下至数不清楚。

第四,势。所谓"势"。周学海说:"势者,敛舒、伸缩、进退、起伏之有盛衰也。势因形显,敛舒,成形于广狭,伸缩成形于长短,进退成形于前后,起伏成形于高下,而盛衰贯于诸势之中以为之纲领也。"阴阳盛衰之脉有三种,即实、洪、大。洪脉"极大在指下""来盛去衰""来至大而去且长"。大脉形体宽大,"应指满溢,倍于寻常",来盛去亦盛。实脉形体长大,"按举不绝,迢迢而长",其长超过本位,来盛去亦盛,颇似大脉,然"实脉长而直,大脉圆而满"。

以位、数、形、势四者为纲,便可统御二十八脉,纲举目张,化繁

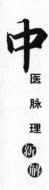

为简,脉象之种种变化了然在心,对诊者是极有帮助的。

二、脉之阴阳辩证观

"阴"与"阳"这对概念,属于哲学的范畴。《易·系辞上》:"一阴一阳之谓道。"阴阳学说是中国古代哲学的根本理论之一。阴阳学说认为,阴和阳这对矛盾,既对立又统一,通贯于宇宙间的一切物质和人事之中。阴阳学说构成了中医理论的基础,习脉诊者不明阴阳是不行的。

1. 先别阴阳

《素问·阴阳应象大论》说:"善诊者,察色按脉,先别阴阳。"《素问·方盛衰论》又说:"圣人持脉之道,先后阴阳而持之。……切阴不得阳,诊消亡;得阳不得阴,守学不湛。"这是说,高明的医生首先要辨明脉之阴阳属性,而且要贯彻于诊治过程的始终。否则,只看阴而不看阳,诊治就不会有结果;只看阳而不看阴,是医术不精的表现。可见,善诊者必以别阴阳为先。

那么,何者为阴?何者为阳?《素问·金匮真言论》说:

> 夫言人之阴阳,则外为阳,内为阴。言人身藏(脏)府(腑)中阴阳,则藏者为阴,府者为阳。肝、心、脾、肺、肾五藏皆为阴,胆、胃、大肠、小肠、膀胱、三焦六腑皆为阳。

人身内外分阴阳,体内的脏腑也分阴阳,那么与脏腑相应的脉象是否分阴阳呢?

对此,《内经》作了系统的论述。《素问·阴阳别论篇》说:

> 脉有阴阳,知阳者知阴,知阴者知阳。……所谓阴阳者:去者为阴,至者为阳;静者为阴,动者为阳;迟者为阴,数者为阳。

"去"指脉波的降段,属阴;"至"即"来",指脉波的升段,属阳。"去"和"至"二者,构成了一个完整的脉波。"静者"指沉静类的脉象,如沉、虚、缓、短、微、细;"动者"指浮动类的脉象,如浮、实、动、长、洪、大。"迟者"指迟缓类的脉象,如迟、结;"数者"指数疾类脉象,如数、促。这说明不仅脉动的过程有阴阳,脉象也是有阴阳的。

之所以如此,原因只有一个:脉应脏象。《素问·五脏生成》指出:"夫脉之大、小、滑、涩、浮、沉,可以指别;五脏之象,可以类推。"意思是说,脉象的大、小、滑、涩、浮、沉,切脉时都可以凭指感辨别清楚,由此而推断出五脏的生理现象和病理变化,从而知病在脏腑何处及病形何如。气来时阴阳调和为正常脉象。反之,气来时阳太过为病,阴太过也为病,阴阳颠倒便是病情危重了。所以,治病的原则是:"察阴阳所在而调之,以平为期。"

阴与阳这对矛盾,广泛地存在于脏象和脉象之中,具有普遍性,但普遍性又寓于特殊性之中,只有认识这种特殊性,即认识其独有的特征,才有可能发现一种脉象区别于他种脉象的特殊点所在。

2.九候察独

"察独"是诊脉必不可少的重要方法。《素问·三部九候论》说:"察九候:独小者病,独大者病,独疾者病,独迟者病。""察独"这一方法,备受历代医家先贤的推崇。明代医家张介宾极口赞曰:"此'独'字,即医中精一之义,诊家纲领莫切于此。"他回忆早年从医,虽熟知脉学经典,"及临证用之,则犹如望洋,莫测其孰为要津,孰为彼岸",后"熟察其故,乃知歧歧亡羊,患在不得其独耳。"

什么是"独"? 所谓"独",是指一脉象区别于其他脉象的特殊点。如紧脉之"左右弹指"、涩脉之"如刮竹皮"、动脉之"上下无头尾"、代脉之"不能自还"、滑脉之"如珠走盘"等等。脉象之"独",往往通过脉象要素之"独"表现出来。这个"独",就是一脉象要素区别于其他二十七种脉象要素的特殊点。所以,所谓"独",实际上是指脉象要素阴阳矛盾变化之特殊性。

脉象之"独",主要有四类:

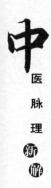

其一，部位之独。张介宾说："部位之独者，谓诸部无恙，惟此稍乖处藏奸，此其独也。"清代医家石寿棠《医原》也说："六脉之中，有一脉独乖者，即当于独乖之一脉求之。"这是说，部位之独是指左右寸、关、尺六脉中独有某一脉位出现的异常现象。然也有两种情况：①单独在某一脉位出现的异常脉象，如动脉"关部独盛"最为典型。②候脉必须合取的异常脉象。如芤脉、革脉、虚脉等皆是此类。

其二，形体之独。形体之独，亦即脉体之独。张介宾说："脉体之独者，如《经》所云，独小者病，独大者病，独疾者病，独迟者病，独热者病，独寒者病，独陷下者病，此脉体之独者。"此解似乎欠妥。因为疾、迟、热、寒等皆非脉之形体所具有。此其一。再说"独小者"或"独大者"，是指"小"或"大"单独出现在某一部位，也并非特指脉体之大或小。此其二。所以，用《内经》这段话解释形体之"独"，显然是不恰当的。

所谓形体之独，应该是脉体之独特者，即一种脉之形体足以与其他二十七脉区别者。如：动脉之形体"大如豆"，散脉之形体"有表无里"，弦脉之形体"按之如弓弦状"，细脉之形体"状如丝线"，芤脉之形体"中空边实"。所有这些，都是形体之独者，足以与其他脉之形体相区别的特殊点。

其三，态势之独。脉波之运动具有一定的态势。不同脉象之脉波虽皆见来去，却态势相异。以洪脉为例：洪脉的脉势"如环之钩"，元代医家齐德之说："钩即洪也。"心平脉为钩，所以便出现了洪脉即钩脉的说法。其实，洪脉与钩脉似而不同：钩脉的脉势是"来盛去衰"，洪脉的脉势虽也是"来盛去衰"，却还有"来大去长"。就是说，洪脉与钩脉相比，其"脉来大而鼓"，故二脉形相似而大小不同。这就是洪脉与钩脉相区别的特殊点所在。

再以大脉为例：晋代王叔和著《脉经》，将大脉归于洪脉，后世医家很少提及大脉。其原因何在？主要是认为二脉"本无可分"，不必"勉强分之"。其实,从大脉的脉势看,大脉非洪脉是十分清楚的。洪脉的脉势是来盛去衰,而大脉的脉势却是来盛去亦盛,怎么能将二脉视为一体呢?

其四,脏气之独。所谓脏气之独,是指某些脉象反映相应脏腑的病证。张介宾说:"脏气之独者,不得以部位为拘也,如诸见洪者皆是心脉,诸见弦脉者皆是肝脉,肺之浮,脾之缓,肾之石,五脏之中各有五脉,五脉互见而独乖者病。乖而强者即本脏之有余;乖而弱者即本脏之不足。此脏气之独也。"

对于脏气之独,《素问·玉机真脏论》有详细的论述。其中:以心脉为例:其脉来盛去衰,故曰钩。反之,其脉来盛去亦盛,便是"太过"或"有余","病在外";其脉来不盛去反盛,便是"不及""病在中"。又以肾脉为例:其脉"沉以搏,故曰营"。反之,其脉"来如弹石",便是"太过"或"有余","病在外";其脉"去如数者",便是"不及""病在中"。

每一种脉象都有其自身阴阳变化的特点和特殊的矛盾,只有通过察独去发现脉象的这种特殊的矛盾,医者才有可能做到"知病所生,以治无过,以诊不失矣"。

三、平脉是诊脉的基础

1. 先识平脉

平脉又称常脉,即正常脉象。《素问·平人气象论》称:"平人者,不病也。常以不病调病人。"《素问·三部九候论》又称:"察其腑脏以知生死之期,必先知经脉,然后知病脉。"所谓"经脉",即平脉。强调先要识平脉,才能进行比较和鉴别,察知病人的脉象。所以,张介宾说:"凡诊脉者,必须先识脏脉而后可以察病脉;先识常脉而后可以察变脉。"所谓"脏脉",即脏平;所谓"变脉",即病脉。清代医家周学霆甚至认为:定清平脉,"方可定清诸病脉""犹权度

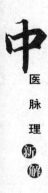

之有定平星"。这确实是千百年来行之有效的诊脉方法。

可惜的是,《内经》以后,历代医家很少研究平脉者。赵恩俭先生慨叹道:"向来脉书论脉多重视病脉,而于正常脉却少论述。古人虽然偶尔涉及,或不全面或只具名,而无所解释。"这样一来,平脉便成了脉学研究中最薄弱的环节,从而以平脉作为持脉"权度之定平星",也只能徒具其名了。

2. 何谓平脉?

迄今尚无统一而明确的解说。从明清以来的脉书看,大致有三种说法:

其一,和缓为平说。认为和缓为平脉的主要特征。张介宾《景岳全书》说:"凡从容和缓,浮沉得中者,此自平人之正脉。"

其二,缓脉为平说。周学霆《三指禅》说:"诀以缓为极平脉,不浮不沉,恰在中取。不迟不数,正好四至。欣欣然,悠悠然,洋洋然,从容柔顺,圆净分明。"

其三,三部有脉说。王忆勤主编《中医诊断学》说:"平脉形态是三部有脉,一息四至,不浮不沉,不大不小,从容和缓,柔和有力,节律一致,尺脉沉取有一定力量,并随生理能活动和气候环境的不同而有相应正常变化。"

详审以上三说,基本上大同小异,都是把缓脉当成了平脉。这是一个很大的问题,不可不认真讨论。

3. 缓为平脉?

缓脉是平脉吗?回答只能是否定的。因为主张缓脉即平脉的脉学家,是将缓脉作为持脉"权度之定平星"看待,简单从事是不行的。

首先,定清缓脉有两难。一难是:缓脉为亦平亦病之脉。如果以缓脉作为诊脉的"定平星"的话,那么,还有其他亦平亦病之脉,如弦脉、滑脉等,是否也应该作为诊脉的"定平星"? 二难是:缓脉常在病中出现,如《中藏经》载"心脉缓甚者,脾邪干心也;心脉微缓者,胃邪干心也",《脉经》载"关脉缓,其人不欲食,此胃气不调,脾气不足",又怎样将缓脉作为诊脉的"定平星"呢?

其次,平脉特征在脉势。各家论缓脉多着眼于至数为一息四至,这是不够的。因为缓脉的重要特征在于脉势。《伤寒论·平脉法》曰:"阳脉浮大而濡,阴脉浮大而濡,阴脉与阳脉同等者,名曰缓也。"《脉经》论缓脉也有"浮大而软,阴浮与阳同等"的话。阴脉与阳脉同等,是什么意思?"阴脉"或"阴浮",指的是去波;"阳脉"或"阳浮",指的是来波。这是讲缓脉的来波和去波皆"浮大而软",而且脉波左右对称,上升角度和下降角度也相等。脉波为"阳脉与阴脉相等",这是缓脉的又一特征。许多脉的脉势都各不相同,是无法用缓脉作比较的。

复次,五脏平脉各不同。《素问·五脏生成篇》曰:"诊病之始,五决为纪,欲知其始,先建其母。所谓五决者,五脉也。"所谓"五决",是指五脏平脉。这是说:诊病之始,必先以五脏平脉为纲。《素问·宣明五气篇》曰:"五脉应象。"张介宾《类经》解释说:"象,形象也。脏居于内,形见于外,故曰脏象。"脉象与脏象总是对应的,故谓脉应脏象。《素问·宣明五气篇》还对五脏平脉的脉象作了清楚的说明:"肝脉弦,心脉钩,脾脉代,肺脉毛,肾脉石,是谓五脏之脉。"五脏平脉各有其脉象,并可为诸脉之纲,还有什么必要另以缓脉为纲呢?

4.脏脉新解

《内经》称脏脉为经脉,极其重视,视之为诸脉之纲。所以,《素问》之《宣明五气篇》《玉机真脏论》《平人气象论》等篇,对脏平脉反复地进行论述。但是,由于经文简古深奥,读之难解其意。像五脏之平脉,《内经》都只用一个字来描述,真可谓惜字如金了。再者,后世医家只重脉形而不重脉势,所以对经文难得其确解。我读经文对五脏脉象的描述,用的方法是八个字:先识其形,再观其势。兹举例说明之:

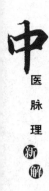

其一，心脉钩。所谓"钩"，指的是心平脉的脉形。为何心脉如钩，《素问》讲了两个原因：一是"其气来盛去衰"；一是"鼓一阳曰钩"。这就是讲心平脉的脉势了。"心脉钩"之"钩"，并不是一个静止不动的钩形，而是心脉去波的运动态势如钩。心脉之波来势有力，故曰"气盛"；心脉之波去势减弱，故曰："气衰"。来波为"阳"，来时因势盛而向上鼓起，其形似钩之身部；去时因势衰而下落，并不继续鼓起，其形似钩之尖部。这样，心平脉之波就像一个钩形的脉了，故称之为钩脉。

其二，肝脉弦。所谓"弦"，指的是肝平脉的脉形。《素问》说它"软弱轻虚而滑，端直以长"，又说它"软弱招招，如揭长竿末梢"，极尽描写之能事。什么"端直以长"啦，什么"长竿末梢"啦，都是诊者指下的感觉，似乎肝平脉的脉形是像弓弦那样的直长。但是，这样一来，便会产生一个问题？难道说肝平脉没有脉波了吗？当然不是的。实际上，肝脉同心脉一样，也是有脉波的。从肝平脉的脉势看，其来波升起的角度很小，轨迹斜直而低平，波峰极低，所以会有"端直以长"的指感。只看形而不看势，就会跟着感觉走，所看到的并不是真实的脉象。

其三，肺脉毛。所谓"毛"，当然也是指肺平脉的脉形。主要的问题在于："毛"指何物：《素问》论肺脉又说："其气来，轻虚以浮，来急去散。"那么，"毛"与"轻虚以浮，来急去散"又是什么联系？《难经》的理解是：毛是"毫毛""故其脉之来，轻虚以浮"。对"来急去散"一句，则避而不谈。其实，"毛"者，脉之形也。"来急去散"者，脉之势也。所谓"毛"，并不是一般的毫毛，王叔和将其理解为鸟背上的羽毛，是非常正确的。所谓"来急去散"，是说肺脉的来波端直急前，似羽梗；去波渐散，似鸟背上细软之羽毛。只有将脉形与脉势结合起来诊察，才有可能对肺平脉的形态获得全面而真切的认识。

5.六腑脉象

六腑是指胆、胃、大肠、小肠、膀胱、三焦。作为六腑之一的"三焦",涉及的问题比较复杂,只能暂置不论。这样,要探讨腑平脉的脉象只能有五腑了。

《内经》重点地论述五脏平脉,而独不见腑平脉的内容,为后世习脉诊者留下了遗憾。为弥补这一脉学史上的缺失,本书试图做出努力,以确定五腑的脉象。因无文献资料足资参考,只有在临床实践中反复探索。使用的方法是:先以病证定病位,再选择病证类型以脉象定脉位。这种努力终于有了结果,并据此写出了本书的第三章《腑平脉》,填补了脉学研究中的一项空白。

6.常变之间

脉有常变。张介宾说:"持脉之道,须明常变。"并指出:"先识常脉而后可以察变脉。"常脉即平脉。病脉系由平脉转变而来,经过正确的治疗又可转变为平脉,故称之为变脉。

兹以心平脉为例:心平脉如钩,其脉势来盛去衰,若变为来去俱盛,那就是病脉了。因为去波为阴,阴抑制阳不可过盛,以维系阴阳和合,而今去波也盛,是心阴难制心阳,必致心火旺盛。此病多表现在外表,临床可见心烦面红身热、口舌生疮等症状,治以清心降火之方,阴盛不见,又可恢复到平脉。

由此可见,诊脉必识平脉,方可再察病脉。不识平脉,诊脉便失去了依据,也就无规范可言了。不仅如此,必须以平脉为基础,探察平病二脉转化的规律才有可能。所以,习脉诊者不熟悉平脉是绝对不行的。

四、进一步规范病脉名称

1.规范脉名

传统的中医脉学源远流长,经历了一个长期发展和逐渐规范的过程。晋代以前,脉象名称十分繁杂,概念不清,缺少严格的规

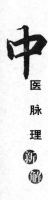

范。如《内经》所载,脉名达到五十多种。东汉张仲景所著《伤寒论》,叙述脉象六十种。脉名的混乱无序,给医者在实践中带来了莫大的不便和困难。

直到王叔和著《脉经》,情况才有所改变。王叔和将此前流传的脉象加以整理,初步规范为浮、芤、洪、滑、数、促、弦、紧、沉、伏、革、实、微、涩、细、软、弱、虚、散、缓、迟、结、代、动二十四脉。书中对每种脉象都提出了明确的指标,极易掌握和应用,因此迅速推广开来,并为后世医家所认同。可以说,《脉经》的问世,是中医脉学发展的里程碑。

但是,王叔和初步规范的二十四脉,也有一些可议之处。且不说《脉经》中对各脉指标的解说是否到位,即以规范脉象为二十四脉而论,是否恰当,也是意见不一的。后世医家认为,二十四脉尚不足以概括所有脉象而有所增益。如元之滑寿增至三十脉,明之李中梓、李时珍增为二十七脉,清之张璐增至三十二脉,周学霆增为二十七脉,林之翰增为二十八脉等等。如表1-1所示:

表1-1　二十四脉以外所增之脉

著者	脉书名称	二十四脉以外所增之脉							
		长	短	大	小	疾	革	清	浊
元·滑　寿	诊家枢要	√	√	√	√	√	√		
明·李中梓	诊家正眼	√	√			√			
明·李时珍	濒湖脉学	√	√				√		
清·张　璐	诊家三昧	√	√	√	√	√	√	√	√
清·周学霆	三　指　禅	√	√				√		
清·林之翰	四诊抉微	√	√			√	√		

从以上表格看,元、明、清三代医家对增加长、短二脉的意见比较一致;对增加清、浊二脉除张璐外,无人接受,意见也比较一致。至于增加大、小、疾、革四脉,便意见纷纭了。这就需要进一步加以

讨论。

2. 大脉

《内经》和《伤寒论》都将大列为重要脉象之一。如《素问·脉要精微论》曰："大则病进。"《伤寒论·辨脉法》曰："凡脉大、浮、数、动、滑,此名阳也。"《脉经》将大脉并入洪脉,谓:"极大在指下。"只有《诊家枢要》和《诊家三昧》将大脉列为独立的脉象。《诊家枢要》称:"大,不小也,浮取之若浮而洪。"《诊家三昧》称:"大脉者,应指满溢倍于寻常,不似长脉之但长不大,洪脉之既大且数也。"他们似乎感觉到洪脉与大脉应该分开,但又拿不出充分的理由。其实,如果从二脉的脉势看,洪脉是来盛去衰,大脉是来盛去亦盛。其区别十分明显,将二脉分列是合理的。

3. 小脉

小脉与细脉,是一脉二名还是各自独立的两种脉？对此,医家是有争论的。我认为,要明确地回答这个问题,必须要弄清楚二脉的区别是什么。《诊家三昧》是主张细脉与小脉分列的,试看书中是怎样区别二脉的:"细脉者,往来如发而指下显然,不似微脉之微弱依稀,细脉之微细如发。"二者的基本面相同:①都是"指下显然";②都"不似微脉之微弱模糊(依稀)"。至于说小脉"不似细脉细如发",这是很难把握的。所以,如果从脉形作比较的话,是很难说清楚的。但从脉势看,二者是脉波低平,细直如线,来去不显,则是完全相同的。显而易见,二者分明是一脉二名,分列为二脉是不行的。

4. 疾脉

《内经》屡屡提到疾脉,但《脉经》未将疾脉列于二十四脉之中。为此,后世医家对疾脉的认识产生了分歧:①认为疾为"数之盛者",疾、数同类,可合为一脉;②疾、数有别,应该分列。迄今争论仍在继续,尚难达成共识。那么,疾、数的区别究竟在哪里？主要是至数不同。数脉的脉率为一息五、六至,以六至为典型。疾脉的

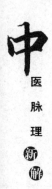

脉率则可达到一息七至以上。故《诊家枢要》说:"疾,盛也,快于数而疾。"《诊家正眼》说:"疾为急疾,数之至极。"从脉势看,二者没有什么区别,都是"去来促急",即"来盛去亦盛"。因此,疾脉与数脉的主要特征是相同的,似无必要另行分列。本书将疾脉附于数脉之后,以备初习脉诊者参考。

5. 革脉

《脉经》有革脉,但孙思邈《千金翼方》将其改为牢脉。后宋代高阳生撰《脉诀》,即有牢脉而无革脉,似是宗《千金翼方》之说。元代滑寿著《诊家枢要》,始载有革脉。为何《脉经》有革无牢?又为何《千金翼方》以革为牢?这成为后世脉学家难以解开的谜团。李时珍说:"诸家脉书皆以(革脉)为牢脉,故或有革无牢,有牢无革,混淆不辨!"他的批评是对的。有无革牢的争论是毫无意义的。其实,从脉势看,革、牢二脉的区别十分明显。牢脉兼具弦、长、实、大,为"四象合一"之脉,而革脉为弦、芤相兼。所以,李时珍说牢脉为"弦长实大脉牢坚",革脉为"芤更带弦名曰革"。而芤为无根之脉,这就决定革、牢二脉之势的根本差异。《脉学辑要》说:"革者,浮紧无根之极;牢者,沉坚有根之极。当以此辨之。"可见,有革无牢或有牢无革都不行,二者应是各自独立的脉象。

根据以上所述,我们便可以进一步规范病脉名称为以下二十八种,即浮、芤、洪、滑、数、促、弦、紧、沉、伏、牢、实、微、涩、细、软、弱、虚、散、缓、迟、结、代、动、大、革、长、短。

第二章 五脏平脉

一、心平脉

1.《内经》论述

《内经》对心平脉作过多次论述,如:

心脉钩。(《素问·宣明五气篇》)

夏脉如钩,何如而钩?岐伯曰:夏脉者,心也。……其气来盛去衰,故曰钩。(《素问·玉机真藏论》)

夫平心脉来,累累如连珠,如循琅玕,曰心平。(《素问·平人气象论》)

《内经》对心平脉的论述,主要讲了两层意思:一是心平脉如钩,因"其气来盛去衰,故曰钩";二是心平脉之来,"累累如连珠,如循琅玕"。对此,应该怎样理解呢?

2.医家解说

《内经》面世之后,医家对心平脉多有解说,但影响最大的有两种:

第一种,脉洪心平说。此说为东汉张仲景所创,称:

肾沉心洪,肺浮肝弦,此自经常,不失铢分。(《伤寒论·平脉法》)

这句话的主要意思是说:心脉洪,与肾脉沉、肺脉浮和肝脉弦一样,都是健康无病的平脉。到唐代,孙思邈著《备急千金要方》,在论平脉时仍然沿袭张仲景之说。可见,张仲景的脉洪心平说,在

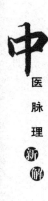

对后世医家是有相当影响的。

主要的问题在于：张仲景弃《内经》的脉钩心平说而不用，另创脉洪心平说，是否确有道理？我认为，张仲景之所以不采脉钩心平说，是因为他对此说有困惑不解之处。医家切脉是靠指下触觉到脉象的特征，而《内经》却用钩这个视觉形象来表述心平脉，使张仲景感到难以解释，于是便改用"脉洪"表代替"脉钩"了。

但是，张仲景所说的"脉洪"是要求医家严格把握的，务必"不失铢分"。铢分，意思是细微。就是说，对心平脉"洪"的程度要把握恰当，不能差一厘一毫。否则的话，就不是心平脉，而是心病脉了。这就给医家提出了一个颇费思量的难题。

所谓"洪"，本是病脉的名称之一。洪之本义为大水，引申为大的意思。《尔雅·释诂》："洪，大也。"晋王叔和所著《脉经》"洪脉"条释曰："极大在指下"。大，主病为阴虚火旺。洪既是病脉的名称，用来表述心平脉的脉象，就很不恰当了。何况张仲景自己也一面说"其脉洪大而长者，是心脉也"，一面又说"心病自得洪大者"，而如何明确区分心平脉的"洪大"和心病脉的"洪大"，却未作出任何说明。

由此可见，张仲景的脉洪心平说，对心平脉脉象的表述是一个不够准确和清晰的概念，令医家无所适从，在脉诊的实践中是难以应用的。

第二种，浮大而散说。此说为伪托扁鹊（秦越人）著《难经》者所创，称：

> 心肺俱浮，何以别之？然，浮而大散者，心也；浮而短涩者，肺也。（《难经·四难》）

这是说，心平脉的脉象是"浮大而散"。

对此，元代滑寿作了进一步的解说：

> 五脏平脉，心脉浮大而散。心合血脉，心脉循血脉而行。持脉指法，如六菽之重，按至血脉而得者为浮；稍稍加力，脉道

粗者为大；又稍加力，脉道阔散者为散。(《诊家枢要》)

他抓住浮大而散说的"浮"、"大"、"散"三个字，解释道：切脉之初，指法按下，用力轻如六粒豆子之重，脉在浅表，故称浮；稍加力，脉道粗了起来，故称大；再稍加力，脉道变得阔散，故称散。滑寿的这番解释，将浮大而散说具体化到了极致。

虽说如此，浮大而散说仍不足以取代《内经》脉钩心平说的地位。为什么这样说呢？因为浮、大、散乃中医脉学的习惯用语，都是主病的。如：明李时珍《濒湖脉学》："浮脉为阳表病居。"《素问·脉要精微论》："粗大者，阴不足，阳有余，为热中也。"滑寿《诊家枢要》："散为气血耗散，脏腑气绝。"所以，用浮大而散说来表述心平脉的脉象，实际上很容易使医家模糊心平脉与心病脉的界限，也是不切合实用的。

3. 钩脉新解

《内经》的脉钩心平说，其核心是一个"钩"字。这个"钩"字表明：《内经》是从脉波的运动态势来观察心平脉的。在此基础上，它将脉波析为来波和去波两段，分别地加以说明。

《内经》是根据中国古代阴阳学说来阐明来波与去波的辩证关系的。强调指出：

脉有阴阳，知阳者知阴，知阴者知阳。……所谓阴阳者，去者为阴，至者为阳。(《素问·阴阳别论》)

去者，指去波；至者，指至波，亦即来波。去波为阴，来波为阳。来波与去波连接，就构成一个完整的脉波。是否为心平脉，则由脉波的运动态势来察知。

《内经》表述心平脉，有两句重要的话：一句是"其气来盛去衰"；一句是"脉来累累如连珠，如循琅玕"。第一句话是描述脉波的脉势；脉波来势有力，故曰"来盛"；脉波去势减弱，故曰"去衰"。第二句话是描述脉波的流动状态。"脉来累累如连珠"是说，脉波在指下流动，就像一粒粒圆滑的珍珠连续地流过。《说文·玉部》：

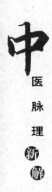

"琅玕，似珠者。"《广韵·唐韵》："琅玕，玉名。"琅玕就是像珠子的美玉。"如循琅玕"是说，脉波在指下流动，又像触摸到的是一串柔和温润的似珠美玉在流动。这些描写，都是在极力突出脉波在指下柔和流畅的感觉。

那么，心平脉脉波的波势"来盛气衰"，怎么会跟"钩"联系起来呢？这成为《内经》问世以后两千多年来中医脉学迄未破解的谜团。其实，《内经》对此已经有所提示，只是未被后世医家注意和领悟罢了。试看《素问·阴阳别论》在讲到"去者为阴，至者为阳"之后，随后即指出"鼓一阳曰钩"。何谓"鼓一阳"？来波为阳，所以"阳"指来波。波来时，因势盛而先向上鼓起，并具有高度；去时，因势衰而下落，并不继续鼓起。此谓"鼓一阳"。这样，整个脉波便画出了一个钩形的轨迹。这就是心平脉又称钩脉的缘由。

4.心脉位置

心脉的位置在哪里？按脉法是在左寸，但浮取还是沉取，却是需要探究的问题。

《难经》在论述脉有阴阳之法时，说："浮者，阳也；沉者，阴也。"又说："心肺俱浮。"意思是说：心和肺俱为阳，都要浮取。这似乎已成为心平脉的经典脉法。但此说不妥之处有三：

其一，不切实际。《难经》认为：心脉和肺脉者是浮取，但持脉轻重不同："初持脉如三菽之重，与皮毛相得者，肺部也；如六菽之重，与血脉相得者，心部也。"实际上，心脉的位置在左寸，肺脉的位置在右寸，对二者的轻重进行比较并无意义。何况"持脉如三菽之重"，仅及"皮毛"，怎么能够得脉呢？

其二，医家质疑。《难经》说心脉的指法是："如六菽之重，与血脉相得。"对此，后世医家感到不解。如元代医家滑寿指出："如六菽之重，按至血脉而得者为浮。"还要"稍稍加力，脉道粗者"，才是心脉。这样，指下之力就不是"如六菽之重"，而是起码要如九菽之重了。

其三,理论不合。《难经》认为:"浮者阳也","沉者阴也",心浮故为阳。这并不符合中医脉学关于脉应脏象的理论。因为按阴阳学说,五脏为阴,六腑为阳,心属五脏,自然为阴。《难经》离开阴阳学说,颠倒阴阳,在理论上是难圆其说的。

要找到解决问题的正确答案,还是得回到《内经》上来。且看《内经》是怎样说的:

言人之阴阳,则外为阳,内为阴。

言人身藏(脏)府(腑)中阴阳,则藏者为阴,府者为阳。肝、心、脾、肺、肾五藏皆为阴,胆、胃、大肠、小肠、膀胱、三焦六府皆为阳。(《素问·金匮真言论》)

这就说明了两点:一是心为阴,而不是阳;一是对应于人身来说,外为阳,内为阴。

这样,心脉的准确位置就很清楚了。五脏为阴,则沉取方得其所在;六腑为阳,则浮取可得其所在。所以,心脉的准确位置不在浮部,而在左寸沉取。

5.心病脉辨

认清并把握了心平脉的特征,就便于察知和辨明心病脉了。为什么这样说呢?

心脉的来波与去波本是对立统一的共体。来波为阳,去波为阴,在一定条件下又是可以相互转化的。《灵枢·论疾诊尺》说:"四时之变,寒暑之胜,重阴必阳,重阳必阴。"如夏时炎暑,必应之于人的身体及内脏。心脉的来波本为阳,加以自然界的暑热内应于心,使来波的高度变得高些,长度变得长些,形成一个"微钩",是谓重阳。但是,"重阳必阴",即两阳相重促使阴生,抑制心火不可过盛,以维持心脉阴阳之间的平衡。这是心脏自身机制的调节功能使然。

"重阳"是否为心病脉呢?张仲景的《伤寒论》也好,王叔和的《脉经》也好,都称"重阳"为"洪大脉"。其实,这是一种误解。"洪

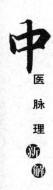

大"是阳过盛而耗伤心阴的病脉,而"重阳"只是心平脉的脉象对季节变化的正常生理反应,且不可以心病脉视之。因为此时的心脉是微钩脉,《内经》谓"微钩曰平",仍然属于平脉。

《内经》强调:"善诊者,察色按脉,先别阴阳。"又:"所谓阴阳者:去者为阴,至(来)者为阳。"这是说:诊者必辨明来波与去波的变化情况,才能察知心脉是平脉还是病脉。

心病脉有多种,兹举其要者如下:

其一,钩多胃少。心平脉是钩,其来波盛。所谓"钩多",就是来波过盛,钩脉洪大,就是心病脉了。那么,何谓"胃少"?"胃"即胃气,《内经》叫"平人之常气",实际上是指健康人五脏自身机能的调节之气。本来,来波过盛,乃至成为"重阳",必有阴生,不致太过,只是成为"微钩"。这就是缘于胃气的作用。而"胃少",则降低了心脏自身的调节功能,钩脉洪大,连"微钩"也不是,便成为心病脉了。

可知,"钩多胃少"即钩脉洪大,火旺伤心阴血。临床可见心烦心悸、口舌生疮,舌干痛,苔少质红、多梦不易入睡,以滋阴养血安神之方治之。

其二,来去俱盛。《素问·玉机真脏论》称:"其气来盛去亦盛,此谓太过,病在外。"所谓"太过",是不但来波盛,去波也盛。来波为阳,属火,来盛是正常的生理现象;去波为阴,阴抑制阳不可过盛,以维系其平衡,故心脉之去波不可有"盛"。如今去波也盛,是心阴也有火,则阴病而难制心阳,必致心火旺盛。

所谓"在外",是指此病多表现在外表。临床可见心烦面红身热、口舌生疮、皮肤生疮等症状,以清心降火之方治之。

其三,去盛来衰。《素问·玉机真脏论》称:"其气来不盛,去反盛,此谓不及,病在中。"所谓"不及",是来波不盛反衰。心阳的生理之火减弱,功能减退,即心阳虚。去波不衰反盛,为阴脉有力,心阴寒盛所致。

此病表现在身体内部,病者烦心,上见咳唾,下为气泄。临床可见:阴寒凝心脉,阴遏心阳,则心悸心烦;阳虚不能温化水饮,则上见咳唾清涎;不能温煦脾土,则下见脾寒肠鸣气泄。可以温阳祛寒之方治之。

二、肝 平 脉

1.《内经》论述

《内经》对肝平脉的论述如下:

> 五脉应象,肝脉弦。(《素问·宣明五气篇》)

> 其气来软弱轻虚而滑,端直以长,故曰弦。(《素问·玉机真脏论》)

> 平肝脉来,软弱招招,如揭长竿末梢,曰肝平。(《素问·平人气象论》)

汉代医家对肝平脉也有论述。如《伤寒论》"其脉软弦,濡弱而长",《中藏经》"其气嫩软,虚而宽,故其脉弦软",都基本上是承袭《内经》而来,并无异议。综合这些论述,可知肝平脉的突出特点是:直长而轻软,像弓之弦。

但《内经》的论述也存在一个问题:既然肝平脉的来波"端直以长",是否可以认为肝平脉没有脉波呢?答案自然是否定的。因为所谓"端直以长",只是指感下的"端直以长",而不是事实上的"端直以长"。就像我们居住在地球上,感觉到的地面是平的,所以叫它"地平面",而事实上地球是圆形的,地面也是有弧度的。这是同一个道理。

实际上,肝平脉是有脉波的,但是它的脉波不同于心平脉的脉波。肝平脉的脉波从起点升起后,其上升轨迹的斜线十分扁平,与水平线形成的角度极小。这样,从来波升起的起点到去波落下的落点之间的脉波,其宽度便变得很长,其高度也变得很短。所以,

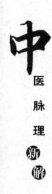

诊者持脉时指下便出现了"端直以长"的感觉。

2.弦与弦脉

肝平脉为脉弦,是肝生理功能正常的具体表现。弦脉是病脉中的一种,与肝平脉的脉弦决不可混淆。二者应如何区别呢?

肝平脉的脉弦与病脉中的弦脉,虽然都以"弦"为特征,却有着截然的不同。《内经》说肝平脉"软弱招招,如揭长竿末梢",其弦柔软;相反,弦脉"盈实而滑,如循长竿",其弦坚硬。可见,肝平脉的"弦",只是表明来波与去波弦直而已。

3.肝病脉辨

肝脉位置在左关沉取。肝平脉可能因季节变化,脉象之弦变为"微弦"。这是否为肝病脉呢?必须先行辨明。应该看到,二者的区别主要表现在脉长的跨度上:肝平脉的弦"端直以长",其跨度长;"微弦"则跨度要差,只是稍长而已。所以,"微弦"只是肝平脉的脉象对季节变化的正常反应,仍为平脉,不可视为病脉。

常见的肝病脉,主要有三种:

其一,弦多胃少。《素问·平人气象论》称:"微弦曰平,弦多胃少曰肝病。""弦多"是说弦坚硬或过长;"胃少"是说肝的调节能力下降。本来,春时肝的疏泄功能旺盛,可抑制它不致过旺而维持动态平衡,如今胃气少了,肝脉也变成弦长有力的病脉了。

此病临床可见头昏、头胀、头重脚轻等症状,以镇肝息风之方治之。

其二,来实而强。《素问·玉机真脏论》称:"其气来实而强,此谓太过,病在外。"所谓"来实而强"是说肝脉的来波坚硬有力。故曰"太过"。肝脉太过,肝阳气升发上冲,脉必为之应,于是肝脉之弦有力而急,急为上冲之势。此病表现在外部,上冲头部是其特征。

常见的临床症状是:头昏、头胀、头痛,头目昏蒙不清,耳鸣,记忆力减退,失眠或多梦,急躁易怒,目赤颧红。可以平肝息风补益

24

肝肾之方治之。

其三,不实而微。《素问·玉机真脏论》称:"其气来不实而微,此谓不及,病在中。"所谓"不实而微",是说肝脉的来波弦细无力,故曰"不及"。肝脉不及,表明肝气虚而郁滞。此病临床症状多在中焦,故又曰"病在中"。

临床常见的症状是:胁下胀满,腹满纳呆,嗳气及恶心。可以疏肝理气健脾之方治之。

三、脾平脉

1.《内经》论述

关于脾平脉的脉象,《内经》指出:

脾脉代。(《素问·宣明五气篇》)

平脾脉来,和柔相离,如鸡践地,曰脾平。(《素问·平人气象论》)

其中,"代"字何意?"如鸡践地"所指为何?两千多年来未得确解,这成了脉学史上的难解之谜。

2.医家解说

汉代以降,医家皆避开《内经》的论述,另辟蹊径,提出新解。先有《中藏经》,认为脾平脉的脉象是"缓而大"或"浮大而缓"。就是说,脾平脉的脉象具有既"缓"且"大"的特征。到王叔和《脉经》,则强调脾平脉"其脉缓",视"缓"为脾平脉的主要特征。《脉经》的观点为后世医家广泛认同,似乎已成为定论了。

那么,此说是否能够成立呢?我认为是值得商榷的。

首先,不问脉势。《内经》论述五脏平脉的脉象,无不注重脉波运动的态势,以确定脉象的主要特征。脾平脉的主要特征是否为"缓"且置不论,抛开脉势来谈脉象的特征,是难得要领的。

其次,视同脉率。后世医家既然认为脾平脉的特征是"缓",便

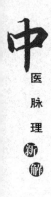

用脉率来解释"缓",并且主张"缓"就是"一息四至"。如清代医家周学霆说：

> 缓为极平脉。……不浮不沉,恰在中取。不迟不数,恰好四至。欣欣然,悠悠然,洋洋然,从容柔顺,圆净分明。(《三指禅·二十七脉名目》)

以"一息四至"为脾平脉脉象的特征,肯定是不行的。

复次,平病混淆。说脾平脉的脉象特征是"一息四至",便很容易与病脉中的缓脉混同。医家区别病脉中的缓脉与迟脉,往往以其脉率进行对比。如《脉经》指出："缓脉,去来亦迟,小駃于迟(脉)。"明代李时珍作《濒湖脉学》,亦称："缓脉,去来小駃于迟(脉),一息四至。""駃"字有二解:一谓系公马母驴杂交所生之骡。《玉篇·马部》："駃,駃騠,马也,生七日超其母。"意思是说骡马生下七天以后,其速度就比母驴快。二谓快马。《广韵·夬韵》："駃,駃马,日行千里。"两种解释都说駃是一种奔跑速度快的马。所以,"小駃于迟",是说缓脉的脉率要稍快于迟脉。《脉经》说迟脉是"呼吸三至",缓脉要稍快些,自然是"一息四至"了。

主要的问题是:既然脾平脉是"一息四至",脾病脉也是"一息四至",那么,二者又怎么能够明确区分呢? 因此,用脉率来区分脾平脉和脾病脉,必然会在临床诊断时造成困惑,以至发生不必要的误诊情况。

3.脾脉新解

汉代以来医家对脾平脉脉象的解说,无助于临床实践,并不能真正解决问题,所以只能回到《内经》的论述上来。

先说"如鸡践地"。"脉来和柔相离,如鸡践地"这句话,是正确理解《内经》论述的关键所在。所谓"如鸡践地",是一个形象的比喻,讲的就是脾平脉的脉势。它是表示鸡前行时将足提起前伸,然后垂足落地。这样,来波就像鸡足提起向前时画出的一道长弧,像拉长的钩;去波就像鸡足落下时画出的一道弧。这就是脾平脉的脉势。

再说"脾脉代"。这个"代"字,绝不是病脉中代脉的"代",究竟所指为何,迄今仍无确解。其实,"脾脉代"讲的是脾平脉的脉形。在中国古代,代与大同音通用。代者,大也。说脾脉大,并不是指脉本身大,而是指脉波弧形轨迹的跨度大。如果拿脾平脉与心平脉作比较,便可看得很清楚:来波从起点到波峰点的水平距离,脾平脉比心平脉要长;去波从起点(即波峰)到落点的水平距离,更是脾平脉比心平脉长。

4.脾病脉解

脾脉位置在右关沉取。常见的脾病脉,主要有两种:其一,弱多胃少。《素问·平人气象论》称:"长夏胃微软弱曰平,弱多胃少曰脾病。"

这是说,脾平脉在指下的感觉本是柔软的,如因季节变化的影响而柔软度差些,仍然还是平脉,但若"弱多胃少",柔软度变得太过,便是病脉了。临床常见的症状是:脾虚湿盛,身体酸沉倦怠,苔腻。可以健脾祛湿之方治之。

其二,实而盈数。《素问·平人气象论》称:"病脾脉来,实而盈数,如鸡举足,曰脾病。"所谓"实而盈数",是说脾脉的来波充实有力,强急不和,像鸡举足时收拢足趾急疾向前一样。此为热邪亢盛的脉象。临床可见脘腹痞闷,呕恶厌食,大便黄黏臭秽,口黏,苔黄腻。可以清热化湿之方治之。

四、肺 平 脉

1.《内经》论述

《内经》论述肺平脉,见于《宣明五气篇》、《平人气象论》、《玉机真脏论》等篇。如:

肺脉毛。(《素问·宣明五气篇》)

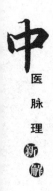

平肺脉来,厌厌聂聂,如落榆荚,曰肺平。(《素问·平人气象论》)

秋脉者肺也,西方金也,万物之所以收成也,故其气来,轻虚以浮,来急去散,故曰浮。(《素问·玉机真脏论》)

其中,对肺平脉的脉象的描绘细致而形象,可惜后世医家未能找到《内经》论述的真解。

2.医家解说

汉代医家都对"肺脉毛"的"毛"字解释下了不少工夫。如《难经》解曰:

初持脉,如三菽之重,与皮毛相得者,肺也。(《难经·五难》)

秋脉毛者,……若毫毛者,故其脉之来轻虚以浮,故曰毛。
(《难经·十五难》)

将"毛"理解为"浮浅"或"轻浮"的"毫毛"。后世医家皆采其说。

主要的问题在于:《难经》的解释有难以圆通之处。将"毛"理解为"浮浅",认为指下"与皮毛相得"即为肺脉,这是不可能的。因为五脏之肺为阴,沉取方可得其位置。此其一。将"毛"又理解为"毫毛","故其脉之来轻虚以浮",那么,《内经》说其脉"来急",又当如何理解呢?此其二。所以,将"肺脉毛"之"毛"解释为"轻浮"的"毫毛",并不符合《内经》的本意。

3.肺脉新解

如果将《内经》关于肺平脉的三条论述联系起来看,就很容易理解了。

首先,"毛"的本义何在?按《内经》的本来意思,是用"毛"来描绘肺平脉的脉波的。这里的"毛",应该指的是鸟羽。《说文·毛部》徐灏注笺云:"人、兽曰毛,鸟曰羽,浑言通曰毛。"王叔和《脉经》称:"肺脉来汛汛,轻如微风吹鸟背上毛,再至曰平。"即是把"肺脉毛"之"毛"理解为鸟之羽毛。这是说:肺平脉的来波端直如弦,似羽梗;其去波逐渐散开变宽,似羽毛。

其次,何谓"来急去散"? 所谓"来急去散",讲的是肺平脉的脉势。《内经》的原意是分三层表述的:第一层,"甚气来,轻虚以浮"是说来波从底部升起时有冲和之象;第二层,"来急"是说来波端直急前,但不劲冲刚硬;第三层,"去散"是说去脉落下时是逐渐散开的。

复次,何谓"厌厌聂聂"? 此条虽然也是讲肺平脉的脉势,但作了形象的描绘。它也是分三层来表述:第一层,"厌厌"是说来波势盛,即"来急"之意;第二层,"聂聂"是说去波像树叶轻轻摇动;第三层,"如落榆荚"是描绘去波如榆荚飘落散开。

这样,《内经》便从脉形到脉势,对肺平脉脉波的整个运动形态作了全面而细致的形象描绘。

3.肺病脉解

肺脉位置在右寸沉取。常见的肺病脉有以下数种:其一,毛多胃少。《素问·平人气象论》称:"毛多胃少曰肺病。"本来,肺脉的去波的"毛"是逐渐散开,但它的散开要有一定的幅度。临床实践证明:去波的起点宽度为1,则去波的终点宽度为3,即为肺平脉。如果去波散开的幅度比较大,就是"毛多",表明肺的功能失司。临床则见腠理常开,多汗怕风,易于感冒,可以固表敛汗之方治之。如有咳痰、短气、胸闷等症状,则用降气化痰之方。

其二,不毛弦甚。《素问·平人气象论》称:"毛而有弦曰春病,弦甚曰今病。"本来,肺平脉的去波如散开之毛,其中无有它物,现毛中兼见似弦之脉,而弦为肝脉,表明肝气犯肺。在一般情况下,肺平脉之"毛"仍在,肺之生理功能尚属正常,故肝气犯肺轻微,没有形成病证。但到春季,肝气易盛,则犯肺之力量就会增强,所以才会发生病证。《内经》称之为"春病"。

从脉象上看,肺的"春病"表现为"不毛弦甚"。所谓"弦甚",是说肺脉的去波不是像逐渐散开的羽毛,而变为弦直了。这说明此

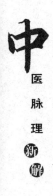

时肺的生理功能已不正常，为病邪所困，故曰"今病"。临床可见咳嗽阵作、痰不易咳出、胸胁胀满、头晕、面红赤目等症状。以平肝降气之方治之。

其三，中坚旁虚。《素问·玉机真脏论》称："其气来毛而中央坚，两旁虚，此谓太过，病在外。"又称："太过则令人逆气而背痛，愠愠然。"张隐庵集注云："愠愠，忧郁不舒之貌。"肺平脉之脉波，本似"轻虚以浮"之毛，现毛之中央却坚劲有力，惟两旁虚而乏力。此病不在肺里，而在肺外，故曰"太过"。临床见咳嗽阵作，胸胁胀满，咳引胸胁痛，以疏肝降气之方治之。

其四，来毛而微。《素问·玉机真脏论》称："其气来毛而微，此谓不及，病在中。"又称："其不及，则令人喘，呼吸少气而咳，上气见血，下闻病音。"这是说：肺脉之脉波虽具羽毛形，但浮软而微，脉形短小，软弱无力，表明肺气虚。这叫"不及"，病在中焦脾胃。临床可见：动则气短，倦怠乏力，咳痰清稀，喉中痰声。可以培脾养肺之方治之。

五、肾平脉

1.《内经》论述

《内经》对肾平脉的论述如下：

肾脉石。（《素问·宣明五气篇》）

冬脉如营，何如而营？……其气来，沉以搏，故曰营。（《素问·玉机真脏论》）

平肾脉来，喘喘累累如钩，按之而坚，曰肾平。（《素问·平人气象论》）

《内经》文字简古，使后世医家探究其本义增加了困难。所以，自汉代以来，尽管许多著名医家对肾平脉作了深入研究，仍然歧见纷出，莫衷一是，还需要作进一步的探讨。

2.医家解说

后世医家对肾平脉脉象解说的意见分歧,主要表现为以下三个问题:

其一,"石"之解读。《难经·十五难》称:"冬脉石者,……其脉之来,沉濡而滑,故曰石。"《中藏经》、《伤寒论》等著作皆从之。据此,似沉滑为石。问题在于:什么是"滑"? 到晋代,王叔和著《脉经》,将"滑"解释为"流利辗转"。清代医家徐灵胎注释曰:"往来流利,盘珠之形,荷露之义。"就是说:肾平脉之来,像珠子在玉盘中滚动,如露水珠儿在荷叶上流过。元代滑寿著《诊家枢要》,更认为:持脉时"举指来疾流利者为滑"。其实,王叔和以下诸医家对"滑"的解读,与《难经》的本义已经相去甚远。这样,"石"之含义也就难得确解了。

其二,"滑"之歧义。应该看到,"滑"字并不是只有一种含义。在汉人的脉学著作中,"滑"字还有另外一种用法。张仲景称:"滑者,紧之浮名也。"并解释说:"翕奄沉,名曰滑,何谓也? ……沉为纯阴,翕为正阳,阴阳和合,故令脉滑。……滑者,紧之浮名也(《伤寒论·平脉法》)。"

在这里,"翕"与"沉"相对,其义当为"浮"。"浮"、"沉"皆谓脉象。沉为阴,浮为阳,阴阳和合,是谓平脉。如阴阳脉微沉,仍可自愈,亦属平脉。

但是,"浮"与"沉",也可用以指持脉时的指重。《说文·羽部》:"翕,起也。""翕"谓持脉之初的动作,"翕奄沉"则是指持脉的整个过程:从浮到沉,指下的脉象为"滑"。而这个"滑",也就是"紧"。

其三,脉紧两说。肾脉紧是平脉还是病脉? 对此,汉代医家提出了两种截然不同的见解:

第一种:脉紧为平脉说。此说以《中藏经》和《难经》为代表。《中藏经》称:"冬则沉而滑,曰平。"《难经》亦称:"盛冬之时,水凝如石,故其脉之来沉濡而滑,故曰石。"都认为肾脉紧为平脉。

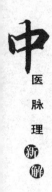
第二种：脉紧为病脉说。此说以《伤寒论》为代表。《伤寒论》称："滑者，紧之浮名也，此为阴实，其人必股内汗出，阴下湿也。"即认为肾脉紧为病脉。

两说以何者为是呢？实际上，两说皆可以临床证之，所以都是可以成立的。但问题是要对平脉与病脉的辩证关系有所认识：二者在一定的条件下是可以相互转化的。《伤寒论·平脉法》指出："其脉沉滑，是肾也，肾病自得沉滑而濡者，愈也。"这个一定的条件，就是看肾病是否能够自愈：病而自愈者，为平脉；病而不能自愈者，为病脉。

3. 肾脉新解

后世医家对肾平脉的解说之所以出现混乱，主要是缘于未能全面地领会《内经》的有关论述。以"石"的解读为例：对于《内经》"肾脉石"之说，马蒔解曰："冬时肾脉必主于石，如石之沉于水也。"李梴《医学入门》亦称："沉重，如重物沉水，不复浮起，故冬脉曰石。"他们都把"石"解为沉。至今无提出异议者。

但是，《内经》不仅说肾脉为"石"，还说肾脉"如营"，又如何解释呢？可以肯定的是：按《内经》的原意，"石"必与"营"同义。何谓"营"？《说文·宫部》："营，市居也。"桂馥义证释曰："营谓周垣。"就是说，营是市居周围的护墙。再来看"甚气来，沉以搏，故曰营"和"按之而坚"两句话，意思便很清楚了。"搏"为执持之义。"沉以搏，故曰营"一句，是说持脉沉取，则按之如墙体之坚，与"按之而坚"讲的完全是一个意思。

由此可知，"石"和"营"一样，都是形容肾平脉之坚。试看《内经》的一段话："北方生寒，……其在天为寒，在地为水，在体为骨，在气为坚，在脏为肾（《素问·五运行大论》）。"其中，"在气为坚，在脏为肾"讲的就是肾平脉之坚。所以，将"石"解释为沉，是难以成立的。

《内经》讲肾平脉的脉势，只说了"平肾脉来，喘喘累累如钩"一句话。这是讲的肾平脉来波:它从起点鼓起,连续流畅向前,其轨迹恰似心平脉之钩。《内经》未提及肾平脉的去波,但临床体会,知其类于脾平脉之去波,像鸡足落下画出的一道短弧。这就是肾平脉的脉势。

3.肾病脉解

肾脉位置左尺沉取为左肾;右尺沉取为右肾。常见的肾病脉主要有两种:

其一,脉如引葛。《素问·平人气象论》称:"病肾脉来,如引葛,按之益坚,曰肾病。"这是说,肾病脉之脉势,犹如牵引葛藤而前,越沉取越感指下粗硬有力。

此病之形成,或因腰伤,如腰肌劳损、跌打损伤、椎间盘突出、腰椎增生等症导致血脉瘀阻不通,久之影响肾络也瘀阻不通,或因年事已高及慢性肾脏疾病,致使肾中物质沉淀过多而阻络不通。临床常见腰板僵硬,不能久坐或久躺,活动才能缓解,可以活血通络补肾之方治之。

其二,石多胃少。《素问·平人气象论》称:"石多胃少曰肾病。""石"之义为坚。所谓"石多",是说指下脉动过于有力,脉管过于坚硬。临床常见的症状有:腰痛,睾丸发凉,或伴有尿频、小便涩滞等。可以祛寒温阳补肾之方治之。

以上五节,分别论述了心、肝、脾、肺、肾五脏平脉脉象的主要特征。五脏平脉的脉象特征各不相同,兹将其脉位和脉势列表2—1如下:

表2—1　五脏平脉的脉位与脉势

脉　名	脉　位	脉　势
心平脉	左寸沉取	来盛去衰(如钩之形,故称钩脉)
肝平脉	左关沉取	来去似弦,端直以长
脾平脉	右关沉取	钩代相兼("脾脉代"之"代",非代脉之"代")
肺平脉	右寸沉取	来急去散("来急"如羽梗,"去散"如鸟背之羽毛)
肾平脉	左尺沉取为左肾,右尺沉取为右肾	来钩去代(钩之后半部增长,与钩代相兼有别)

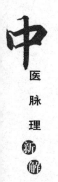

第三章　六腑平脉

一、三焦之诊

　　"三焦"之名源于《内经》。《素问·金匮真言论》称："言人身之脏府(腑)中阴阳,则脏者为阴,府者为阳。肝、心、脾、肺、肾五脏皆为阴,胆、胃、大肠、小肠、膀胱、三焦六府皆为阳。"说明"三焦"为六腑之一。此"三焦"名称之由来也。

　　1. 三焦之形

　　脉象总是与有形之脏腑相对应,那么,三焦是有形还是无形呢?自《内经》问世以来,历代医家对此展开了长期的争论。有两种相互对立的意见:

　　第一种:三焦无形说。《难经》首创三焦无形说,明代医家李梴则加以发挥,指出三焦"虽无形而有用"。清代医家周学霆则主张不必"称六腑","言五腑"可也。兹将所论录之如下:

　　心主与三焦相表里,俱有名而无形。(《难经》)

　　三焦,如雾、如沤、如渎,虽有名而无形;主气、主食、主便,虽无形而有用。(《医学入门》)

　　五脏而称六腑者,以三焦属腑,故言六腑。然三焦腑,而称六腑,包络属脏,宜亦可称六脏。由斯而论,言六腑必言六脏,言五脏只可言五腑,以合天地之数。何必参差其说,而言五脏六腑哉?(《三指禅·脏腑说》)

　　第二种:三焦有形说。明代医家张介宾提出"一腔之大腑"说,清代医家唐宗海则继创"油膜"说。兹录之如下：

于十二脏之中，惟三焦独大，诸脏无与迈者，故名曰是孤腑也。……盖即脏腑之外，躯体之内，包罗诸脏，一腔之大腑也。（《类经·脏象类》）

三焦，古作膲，即人身上下内外，相联之油膜也。（《血证论·脏腑病机论》）

近代以降，因受西方解剖学的影响，也有医家和学者如陆渊雷、章太炎等，认为淋巴干和淋巴导管有沟通全身津液的功能，与三焦排泄水液的功能相似，故又提出三焦为"淋巴系统"说。

说所有脏腑都包罗在体腔之内，为"一腔之大腑"，即称三焦。这明是坚持三焦有形，实则承认了三焦无形。以此之故，继有"油膜"、"淋巴系统"等说的提出，然迄今未得到医学的证明。至于说三焦"无形"，若无用则何必提它？为证明三焦虽无形却具有重要性，因此有第三说、即三焦功用说的提出。

第三种：三焦功用说。此说《内经》已经发其端。《灵枢·营卫生会》称："上焦如雾，中焦如沤，下焦如渎。"所谓"上焦如雾"，是说肺在腑之上，吸入清气和脾转输上来的水谷清气，然后将其像雾一样地向下布散。所谓"中焦如沤"，是说中焦概括了脾、胰腺、胃、胆、小肠的消化功能，使水谷入胃下行于小肠中，而胆、脾、胰腺往小肠分泌津液，助食物分解吸收，如发酵沤物一样。所谓"下焦如渎"，是说膀胱之功用，犹如水沟一样排泄废液。故《医学入门》进一步解释说：上焦"主气"，中焦"主食"，下焦"主便"，虽无形而有用。

2.三焦脉位

《医学入门》虽倡"五脏五腑"之说，却指出了三焦之脉位所在说："既平列上、中、下三焦，候脉自宜候寸、关、尺三部。"这是说，五脏五腑之诊也就是三焦之诊：两手两寸有心、肺，属于上焦，两寸诊上焦；两手两关有肝、胆、脾、胃，属于中焦，两关诊中焦；两手两尺

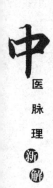

有肾、膀胱、大小肠,属于下焦,两尺诊下焦。

但是,诊脉需要精准到具体的脏腑,而三焦之脉的脉位又为五脏五腑所分有,也就无所谓三焦之脉了。

二、以病定位法

传世的《内经》仅存五脏平脉法,六腑平脉法则独不见。《伤寒论》等医书亦均无论述。《脉经》集晋以前之脉法较多,有《平奇经八脉病》一篇,虽可窥古脉法于一斑,然已不全,平脉法更付之阙如。对后世医家来说,脉学之路可谓艰辛。正如王叔和所言:脉理精微,其体难辨,在心易了,指下难明!

时至今日,情况依然未能改观。赵恩俭先生对有关平脉问题讲了三条:①向来脉书论脉多重视病脉而于正常脉却少论述,古人虽然偶尔涉及或不全面,或只具名而无所解释。②在某种意义上说,平脉是在与众多脉象不能绝对分开的情况下的一个相对的脉形,它是有条件的辩证的存在的。③同样的脉在这个病人身上是平脉,在那个病人身上就未必是平脉。我认为,除第一条所讲为事实外,其余两条都是不恰当的,在临床实践上也是有害无益的。

事实上,平脉并不是"一个相对的脉形",也不是"有条件存在"的。平脉与病脉一样,都具有独立的脉象。五脏平脉业已提供了最具说服力的例证。我们相信,今天仍然能够钩沉出五腑的候脉之法,不使这一珍贵的传统医学遗产绝迹失传。

脉诊根据的脉应脏象。《素问·示从容》说:"一人之气,病在一脏也。"《素问·脉要精微论》指出:切脉之功用,就是"观五脏有余、不足,六腑强弱,形之盛衰,以此参伍,决死生之分"。因此,确定五腑脉象各自的脉位,以便辨明平脉与病脉,实为首要任务。

但是,腑平脉脉位的确定,并无文献资料足资参考,惟有靠临床实践加以总结。我们使用的方法是:先用病证确定五腑的脉位,再对脉象反复观察和对比，以辨平脉与病脉之分。具体的做法是分三步进行：①以病证定病位；②选择病证类型；③以脉象定脉位。兹以小肠平脉为例，说明确定腑平脉位置的三步走方法：

第一步：以病证定病位。泄泻是一种常见病，排便次数增多，粪便稀薄，甚至泻如水样。《灵枢·师传》曰："肠中寒，则肠鸣飧泄。"病位在小肠。

第二步：确定病证类型。此病系因寒而起，过食生冷或久坐凉地而感受外寒，症见泄泻清稀，甚至泄如水样，肠鸣腹痛，苔白或白腻。

第三步：以脉象定脉位。诊见寒湿型泄泻的脉象，为紧、缓相兼，或寒重湿轻，脉以紧脉为主，稍兼缓脉，或湿重寒轻，脉以缓脉为主，稍兼紧脉。

结论：寸、关、尺某部见此脉象，即是小肠的脉位。

三、小肠平脉

1. 小肠脉位

认识小肠平脉的脉象，必先确定小肠的脉位。历代脉书对小肠脉位的记载颇为参差，令诊者无所适从。大致有四种说法：

其一，脉位在尺部说。《素问·脉要精微论》称："上竟上者，胸喉中事也；下竟下者，少腹腰股膝胫足中事也。"《难经》亦称："大肠、小肠，传阴气而下，故居在下。"都认为小肠居于腹之下部，诊位应在三部最下之尺部。

其二，脉位在右尺说。明代医家张介宾《景岳全书》说："右尺三焦部也，其候在肾与三焦、命门、小肠。"意思是说，小肠的脉位在右手尺部。

其三，脉位在左尺说。清代医家江涵暾《笔花医镜》说："小肠虚，左尺脉必细软；小肠实，左尺必洪弦。"意思是说，小肠的脉位在

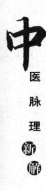

左手尺部。

其四，脉位在左寸说。明代医家李梴《医学入门》说："心与小肠居左寸。"意思是说，小肠的脉位在左手寸部。

以上诸说，究竟以何者为是呢？根据上述之五腑候脉法，选择寒湿型泄泻患者进行诊察，见其脉象为紧、缓相兼，然后反复观察，确定紧缓脉出现在右手尺部浮取的位置。由此可知，小肠的脉位为右尺浮取。《素问》和《难经》并不错，只是不够具体；《景岳全书》的说法是正确的。

我曾诊治过多位寒湿型泄泻患者，脉象皆为紧、缓相兼，治以散寒化湿。用药数剂后，病愈。复切其脉，发现右尺浮取之紧缓脉已转变为小肠平脉。这再次证明，右尺浮取为小肠的脉位。

2.脉势观察

通过五腑候脉法，反复对比小肠病脉与小肠平脉的脉象，可以明显地看到，小肠平脉的脉势为钩、代（或缓）相兼。这里说的"代"字，不是代脉之"代"，而是"脾脉代"之"代"。可知小肠平脉的脉象与脾平脉相类，只是脉位相异而已。

四、大肠平脉

1.大肠脉位

认识大肠平脉的脉象，也要先确定大肠的脉位。历代医家或遵《内经》"上竟上，下竟下"之说，以大肠在腹之下部，认为大肠的脉位应在三部最下之尺部；或遵《中藏经》"肺与大肠相表里"之说，以肺的脉位在右手寸部，认为大肠的脉位也在右手寸部。因此派生出三种具有代表性的说法：

其一，左尺说。明代医家张介宾《景岳全书》称："左尺肾部也，其候在肾与膀胱、大肠。"意思是说，大肠的脉位在左尺。

其二，右尺说。清代医家江涵暾《笔花医镜》称："大肠无表症，皆属于里。大肠虚者,气虚也,脉右尺必沉弱。大肠实者,胃实移热也,脉右尺必洪实。大肠寒者,积冷也,脉右尺必沉迟。大肠热者,肺经移热居多,脉右尺必数。"意思是说,大肠的脉位在右尺沉取。

其三,右寸说。王叔和《脉经》称:"大肠实,右手寸口气口以前脉阳实者,手阳明经也。大肠虚,右手寸口气口以前脉阳虚者,手阳明经也。"左为"人迎",右为"气口"。意思是说,大肠在寸口的脉诊位置是在右手气口前,即右手寸部。

比较以上三说,可知尺部说与《内经》"上竟上,下竟下"之说相一致,值得注意。但详审之下,《景岳全书》的左尺说也好,《笔花医镜》的右尺说也好,却都有不足之处。《景岳全书》以肾的脉位在左尺,认为大肠的脉位也在左尺。其实,人有两肾,左肾的脉位在左尺,右肾的脉位在右尺,怎么能断定大肠的脉位在左尺呢?

《笔花医镜》根据阴阳之说,以大肠属于里是对的,但又说大肠脉为右尺沉取则是错误的。里即内。《素问·金匮真言论》称:"言人之阴阳,则外为阳,内为阴。言人身脏腑中阴阳,则脏者为阴,腑者为阳。"大肠为阳。《素问·阴阳应象大论》又称:"积阳为天,积阴为地。……阴味出下窍,阳气出上窍。"所以,大肠脉不可能沉取,而必须浮取。

2.脉位异同

大肠脉位的最终确定,还必须通过临床实践来加以验证。我们仍然采取五腑候脉法,先以病证定病位。痔疮包括内痔和外痔,病位在大肠和肛门。痔疮多为火毒、湿热下注大肠所致,其脉数、缓相兼。

根据《内经》"上候上,下候下"的原则,大肠在腹之下部,其脉位应在尺部。但究竟是左尺还是右尺,是沉取还是浮取,还需要进一步验证。临床见火毒型痔疮患者,数脉都在右尺见到,而且浮取可得。由此可知,大肠的脉位为右尺浮取。

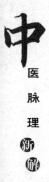
这样,大小肠的脉位同为右尺浮取,二脉又当如何区别呢?大肠与小肠皆属消化系统。从结构上看,小肠下口在阑门处与大肠上口相接。从生理功能看,小肠为"受盛之官",而大肠则为"传导之官",传导来自小肠的食物糟粕,并排出体外。因此,二脉在临床上极易混淆。但无论从结构还是功能看,都是小肠在上,大肠在下,这就决定了大小肠的脉位虽然同居尺部,却是小肠的脉位在右尺上半部,即靠近右关的部位,大肠的脉位则在右尺下半部。

3. 大肠脉象

大小肠既然功能相通,结构相接,其脉象亦相类,皆为钩、代(或缓)相兼。

4. 肠病脉辨

由于大肠和小肠的脉位同居于右手尺部,在临床上很容易造成混淆,因此区别小肠病脉与大肠病脉十分必要。兹举例如下:

例一:大小肠气虚。小肠气虚易腹泻,大肠气虚易便秘。小肠气虚,右尺近关部位浮取脉无力,消化功能低下,症见稍吃不易消化或稍有不新鲜食物即腹泻,治以健脾补气助运化。大肠气虚,右尺下部浮取脉无力,大肠蠕动无力缓慢,症见便秘,吃泻下药有效,停药仍便秘,治以补气通便。

例二:大小肠偏寒。大小肠偏寒,皆可有腹泻,惟大肠腹泻疼痛,小肠腹泻不痛。小肠偏寒,右尺近关部位浮取脉紧。小肠阴寒内盛,则不能腐熟水谷,致使水谷清浊不分,症见肠鸣腹泻有下坠感,泄下清稀或如清水,然不痛,治以祛寒健脾利湿。大肠偏寒,右尺下部浮取脉紧,寒性收引使大肠拘急,症见腹泻疼痛,泻下痛减,治以温通泻下。

例三:大小肠偏火。大小肠偏火则大便干燥,大肠易导致肛门疾患;小肠便如羊粪。小肠偏火,右尺近关部位浮取脉数;小肠火旺,灼液伤津,致使小肠津液亏少,症见便秘,便下如羊粪,治以清火增液通便。大肠偏火,右尺下部浮取脉数,水谷残物运动向下而瘀积于大肠最下端,腐蚀血肉而致肿疡,症见痔疮、肛门灼热、出血疼痛、大便干燥,治以清肠止血通便。

例四:大小肠湿热。大肠湿热肛门痒,小肠湿热则泻下黏滞不爽。小肠湿热,右尺近关部位浮取脉缓数,脉数主病为火,脉缓主病为湿,症见泻下黏滞不爽,色黄臭秽,治以清化湿热。大肠湿热,右尺下部浮取脉缓数,湿热下注肛门,症见肛门痒、痔疮疼痛,治以清热解毒利湿。

五、胃 平 脉

1. 胃脉诊位

《内经》和《脉经》都论及胃的诊脉位置,值得认真研究。主要有以下三条:

> 尺外以候肾,尺里以候腹。中附上,左外以候肝,内以候鬲;右外以候胃,内以候脾。(《素问·脉要精微论》)

> 脾部在右手关上是也,足太阴经也。与足阳明为表里,以胃合为腑。(《脉经·两手六脉所主五脏六腑阴阳逆顺》)

> 右手关上阳实者,胃实也。……右手关上阴实者,脾实也。(《脉经·平三关阴阳二十四气脉》)

"中附上"句中,"中"指关部,"上"指尺部。"附"是靠近的意思,也就俗话说的"挨着"。《小尔雅·广诂》:"附,近也。""中附上"是说,关部挨着上面的尺部。《脉经》中之"关上",有医家解释为"关外",是不正确的。"上"在这里是表示范围或方面。所以,《脉经》中"在右手关上",是说脾脉的位置在右手关部。而胃为腑与脾相合,其脉位当然也在右手关部。

《脉经》不仅肯定了《内经》关于胃脉在右关的记载,还用诊脉实践证明了胃脉的具体位置为右关浮取,脾脉的具体位置为右关沉取。脉有阴阳。胃为腑,属阳,浮取可得;脾为脏,属阴,沉取方得。

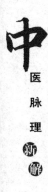

2.胃脉脉象

确定胃脉的具体位置后,通过反复观察确知胃平脉的脉象是钩、代(或缓)相兼。消化系统的大小肠平脉和脾平脉的脉象皆同。

胃脉的脉象为钩、缓相兼,为什么就是平脉呢? 先说"钩"。心平脉为钩脉,故钩为常人的脉象。再看"缓"。脾胃同属土,中央土生湿为脾胃的特性,胃脉钩缓相兼不病,纯缓无钩为病。

脉缓主湿,湿为纯阴无阳,而阴必根于阳,无阳则阴无以生。故纯阴中必得一阳,缓脉中必得兼一钩,水火既济,方成为平脉。脉缓中有心火来生,阴阳平衡,方是胃功能正常的标志。反此为病。

六、胆 平 脉

1.胆脉诊位

关于胆的诊位问题,在《中藏经》中已有明确的记载:

> 胆者,中清之腑也,号曰将军,决断出于此焉,足少阳是其经也。其脉诊在左关上,浮而得者,是其部也。(《中藏经·论脏腑虚实寒热生死逆从脉证之法》)

但后世医家论及肝胆脉位,仅言左关而不具体,似有存疑在焉。如《脉经》称"肝部在左手关上","以胆合为腑",《景岳全书·部位解》称"左关肝部也,其候在肝胆",《医宗金鉴·四诊心法》称"右关脾、胃,左肝、膈、胆",无不模糊言之。其故何在? 暂且可置不论,主要的问题在于:《中藏经》的记载是否可信? 这是需要加以验证的。

首先,从阴阳理论看。《素问·金匮真言论》称:"夫言人之阴阳,则外为阳,内为阴。言人身之阴阳,则背为阳,腹为阴。言人身之脏腑中阴阳,则脏者为阴,腑者为阳。"脉也有阴阳。《素问·脉要精微论》称:"诸浮不躁者,皆在阳。诸细而沉者,皆在属阴。"所以,《难经·四难》说:"浮者阳也,沉者阴也,故阴阳也。"胆属腑,为阳,必须浮取。可知《中藏经》的记载在理论上是站得住的。

其次,从临床实践看。胆的生理功能是贮存和排泄胆汁。《素问·五脏别论》说:"六腑者,传化物而不藏。"胆功能既是"传化物",就要输出流畅,以降为顺。胆之功能紊乱,胆汁不降而上逆,则为病。症见口苦、呕吐黄绿苦水。病即在胆。脉应脏象,在胆的诊位上必会出现与此病相应的脉象。

例一:湿热侵胆。某患者晨起呕吐,必吐出黄绿水后方止。口诉曾用温补之品,病情不轻反重。左关脉浮取缓数。左关浮取为胆的脉位,缓主湿,数主火,为湿热侵胆。因湿热在胆,胆失疏泄,胆汁不降而上逆,故成此病。治以清热利湿降逆之方,用黄连温胆汤加减,煎服数剂而愈,胆脉由缓数变为弦。通过这一病例,可证胆脉的具体诊位为左关浮取。

例二:寒邪入肝。某老年男性患者,中风后遗症,口眼歪斜,语言不利,半身不遂。口诉感到最难受的是身体发紧,拘急难舒。左关沉取脉紧,紧主病为寒。寒的特性主收引,致使全身拘紧。治以暖肝降寒舒筋之方,服三剂后拘紧缓解。肝和胆的脉位同在左关,肝属脏,故为阴,必沉取。这也反证了胆的具体肝位为左关浮取。

由此可知,《中藏经》关于胆的"脉诊在左关上,浮而得者"的记载,不仅在理论上站得住,而且也为临床实践所验证,是完全正确的。

2.胆脉脉势

胆附于肝上,与肝相表里,其共同的特性是在五行中属木。《内经》说"木"的本性就是广布平和之气。《素问·五常政大论》称:"木德周行,阳舒阴布,五化宣平,其气端,其性随,其用曲直,其化生荣,其类草木,其政发散,其候温和。"胆与肝属性相同,脉位相同,故脉势也必相同。

前已论述肝平脉的脉势,即其弦"软弱招招,如揭长竿末梢"。《素问·玉机真脏论》称:"其气来,软弱轻虚而滑,端直以长,故曰

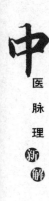

弦。反此为病。"胆脉也当如此。

3.胆病脉辨

胆病脉的脉象多是由胆平脉弦变为数脉,数主病为火。火属阳邪,升腾上炎。兹举例以说明:

例一:胆火攻眼。左关浮取脉数。症见两眼红赤,灼热喜冷敷,怕光流泪;甚者眼底出血,其轻者自见眼底出血状如蝌蚪,重者血多连成一片,影响视力,甚至失明。胆火攻眼不出血者,沿以清热泻火,方中加夏枯草、野菊花、石决明。眼底出血者,治以清火降逆,凉血止血。此病降逆很关键,不降胆火,虽用止血仍会出血。如止血后,眼底留有瘀血影响视力,治疗仍以凉血止血为基础,加地龙消散瘀血,不可再加红花之类活血之品,以免引起再次出血。

例二:胆汁成石。左关浮取脉涩大。大主胆火旺而胆汁亏少,涩主病为血瘀,胆汁少且流通不畅,故为结石。治以化石排石。

例三:胆腑湿热。左关浮取脉缓数。缓主病为湿,数主病为火,致使胆腑湿热。此病多由饮食不节或饮酒过度引起。症见吐酸水,胃胀嗝气。治以清利湿热之方。

七、膀胱平脉

1.膀胱脉位

《脉经》多次论及膀胱的诊脉位置,如称:"膀胱实,左手尺中神门以后脉阳实者,足太阳经也。……膀胱实,右手尺中神门以后脉阳实也,足太阳经也。"这条记载为,左、右尺部皆是膀胱的脉位。但后世医家多不认同。如元代滑寿《诊家枢要》称:"左尺,肾、膀胱脉命门与肾脉通所出。"明代张介宾《景岳全书》称:"左尺肾部也,其候在肾与膀胱。"清代江涵暾《笔花医镜》称:"膀胱为太阳腑。有表症,左尺必浮。……膀胱之实,脉左尺必洪大。"可见两者说法不同,膀胱脉位究竟在两尺还是在左尺?

首先,从《内经》论述看。根据《内经》"上候上,下候下"的定位原则,膀胱脉位在尺是对的。但膀胱与肾不同,肾有二,左、右各一,而临床验之两尺配两肾。膀胱仅一,定位应定于一处,如分为两尺皆候膀胱,以左手为准,还是以右手为准?何况右尺又有大、小肠、如何又能辨膀胱。故从理论上看也难以得到后世医家的认同。

其次,从临床实践看。膀胱的生理功能是贮尿和排尿。膀胱功能异常则会出现小便不利的症状。观察两尺脉象的变化可以证取膀胱脉位。

例一:膀胱脉实。某患膀胱炎数年经常发作,近因生气上火膀胱炎又犯,尿急、尿频、尿痛、尿热。左尺浮取脉数。数主火,火下注膀胱诱发膀胱炎症发作。治以清热利尿而愈。左尺脉也为之变。

例二:膀胱脉虚。某尿频、小便排出无力,不能憋尿,咳则尿出,跳则尿出。左尺浮取脉虚。虚则为膀胱气虚不能固摄,补气而愈。据此可知,膀胱脉位在左尺浮取。

2.膀胱脉象

膀胱平脉为钩代(或缓)相兼,与肾平脉相同。膀胱与肾同属北方寒水,寒水脉缓属阴,但得心阳下降缓中有钩温煦小水不寒,开合有节,自得阴阳相济之妙。

以上各节,分别论述了小肠、大肠、胃、胆、膀胱五腑平脉的脉位和脉势,兹列表3-1于下:

表 3-1 五腑平脉之脉位与脉势

脉 名	脉 位	脉 势
胃平脉	左关浮取	钩代(或缓)相兼,皆与脾平脉同,惟脉位互异,以此区别
小肠平脉	右尺(近关)浮取	
大肠平脉	右尺浮取	
膀胱平脉	左尺浮取	
胆平脉	左关浮取	与肝平脉同,来去弦直

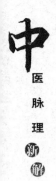

第四章　阴阳盛衰类病脉

一、实　脉

1. 医家解说

"实"作为病脉之名,始于晋代王叔和的《脉经》。后世医家对实脉也有解说,并对《脉经》所述有所发挥。其中,最有影响的是李时珍。兹将有关论述引之如下:

> 实脉,大而长微强,按之隐指愊愊然。一曰沉浮皆得。
> (《脉经·脉形状指下秘诀第一》)
>
> 实脉,浮沉皆得,脉大而长微弦,应指愊愊然。(《濒湖脉学》)

所述颇有不一致之处,值得讨论。

2. 实与实脉

在探讨实脉之前,先要了解"实"字的含义。《说文·宀部》:"实,富也。从宀,从贯。贯,货贝也。"段玉裁注:"以货物充于屋下,是为实。"引申为盛大、坚实、充实等义。如《素问》即有"脉实满"、"脉实大"等用法。还把"脉盛"作为"五实"之一。并称:"脉实以坚,谓之益甚。"皆为此义。

实或与虚对举。如《伤寒论·辨脉法》:"寸口脉浮而大,浮为虚,大为实。"《金匮要略·血痹虚劳病脉证并治第六》:"脉数虚者,为肺痿。……肺数实者,为肺痈。"《难经》:"其气来实强,是为太过,……气来虚微,是为不及。"在这里,实仍用此义,表示充实,亦即指感有力,虚则表示无力。

迄于汉代,"实"字仍未作为病脉之名来使用。直到王叔和著《脉经》,始将实脉规范为病脉之一,并规定了实脉的构成条件。这是对脉学发展的一个重要贡献。所以,探讨实脉时必须注意,实与实脉是两个不同的概念,是不能混为一谈的。否则,就很难正确地认识和理解实脉。

3.大长微强

《脉经》规定了构成实脉的必备条件有三项,即"大"、"长"和"微强"。"大而长"是实脉的脉形。"微强"则表示病理性的稍过。二者皆是病理性的表现,却有程度上的不同。这是说,在脉来"大而长"基础上有"微强"的表现,就是实脉。

《脉经》在讲了实脉的"大""长""微强"三项必备条件之后,又加上了"按之隐指愊愊然"一句话,应该特别注意。《脉经》为什么要加上这句话呢?《濒湖脉学》将这句话引作"应指愊愊然"。原注:"愊愊,坚实貌。"其体状诗称:"应指无虚愊愊强";相类诗则称:"实脉浮沉有力强。"可见这句话是形容实脉的指感坚实有力。但是,这个解释是有问题的。因为《濒湖脉学》引用《脉经》的这句话时,竟省略了"隐"这个带有关键性的字。《尔雅·释诂》:"隐,微也。"所以,"按之隐指愊愊然"是说:实脉按之,指下有稍微有力的感觉。笼统地说"愊愊强"、"有力强"或坚实有力,是不符合"微强"的本义的。

4.大长微弦?

还要注意的一点是,《脉经》"大而长微强"一句,《濒湖脉学》引用时改了一个"字",作"大而长'微弦'"。这虽是一字之改,但"微弦"与"微强"却是有重大区别的。

当然,对"微强"的提法存有疑义,并不始自李时珍。先是元代朱震亨著《丹溪手镜》,即以"大长微弦强"来取代"大而长微强"。不过,无论从脉势还是脉形看,"弦"与"强"都是不能并存的。正由

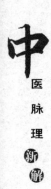

于此,李时珍才干脆去掉"强"字,直截了当地称"大而长微弦"。清代周学霆《三指禅》讲实脉,承袭李时珍之说,称:"浮沉皆得,长大带弦。"并有诗云:"实脉大而圆,依稀隐带弦。"此后,"微弦"说渐被多数脉学家所认同。迄今为止,此说似乎在脉学界已得到公认了。但这是需要重新考虑的。

何谓"微弦"? 汉代以前,"弦"字有两种不同的用法:

其一,弦为平脉。《素问》称:"肝脉弦。"就是说肝平脉为弦。为什么肝平脉为弦呢? 因为肝平脉的脉势"鼓阳胜急",其来波不是向上鼓起,而是"胜急"向前,故呈弦状。由于脉势如此,其脉形必长,故《中藏经》称:"弦长曰平,反此为病。"

其二,弦为病脉。《伤寒论》称:"脉有弦、紧、浮、滑、沉、涩,此六脉名曰残贼,能为诸脉作病也。"将弦脉置于六种病脉之首。又称:"脉弦而大,弦则为减,大则为芤,减则为寒,芤则为虚。"谓脉弦主阴寒之症。

那么,"微弦"是平脉还是病脉呢?《素问》说:"春胃微弦曰平,弦多胃少曰肝病,但弦无胃曰死。"便很好地回答了这个问题。可见,"微弦"是一种正常的生理性脉象,将"微弦"用来取代"微强"不仅没有道理,而且还会在临床时作出错误的诊断。

5. 实脉脉象

实脉脉象的主要要素如下:第一,脉势。实脉的主要特征之一,就是"脉盛",《素问》称其为"五实"之一。所谓"脉盛",就是指实脉的脉势。故其脉来盛去亦盛。但来波不是鼓起,而是陡势上升,斜率较大,去波降下之斜率亦较大。

第二,脉形。实脉形体长大,是其基本特征。滑寿《诊家枢要》称:"实不虚也,按举不绝,迢迢而长,动而有力,不疾不迟。""实不虚也"是说脉形充实而大,"按举不绝,迢迢而长"便是形容脉形长。一般在临床时,指下感到其长超过本位,寸、关、尺之间有连接感,为线索脉。

实脉主实证,为外邪入内所致,脏腑失和,气机阻滞,瘀血内停,凝滞而成积聚。《素问》称:"邪气盛则实。"所以,张介宾《景岳全书》解释说:"实脉,邪气实也。"张璐《诊宗三昧》解释说:"实为中外壅满之象。"其治疗原则,《素问·三部九候论》指出:"实则写(泻)之,虚则补之。必先去其血脉,而后调之,无问其病,以平为期。"明代吴昆释曰:"谓去其瘀血之在脉者,盖瘀血壅塞脉道,必先去之,而后调其之虚实也。"

第三,脉率。实脉之来,"不疾不迟",一般为一息四、五至。

第四,脉位。关于实脉的脉位,自晋代以降,众说纷纭,大致有三种说法。

第一种:沉、浮皆得说。此说为王叔和在《脉经》中所创,成为最经典的论述。它先指出构成实脉的大、长、微强三项必备条件,再讲指下的感觉,然后强调实脉的脉位是"沉浮皆得"。

第二种:中、沉取之说。此说为明代医家吴鹤皋所提出。他在《脉语》中说:"中取之,沉取之,脉来皆有力实。"《脉经》谓浮取,《脉语》谓中取,这是二说的区别所在。

第三种:浮、中、沉取说。此说以清代医家吴谦为代表。他在《医宗金鉴》中说:"浮、中、沉取三部俱有力,谓之实脉。"此说影响十分深远,为目前出版的多数《中医脉诊学》专著所采用。

以上三说,究竟以哪种为是呢?这是需要认真弄清楚的问题。

首先,浮、中、沉取临床难以见到。何谓浮?《濒湖脉学》曰:"浮脉惟从肉上行,如循榆荚似毛轻。"浮表示脉在寸口位置在皮肤表层。何谓沉?《濒湖脉学》曰:"重在按到筋骨乃得。"至于中,应该在浮与沉之间。如果做到浮、中、沉皆得的话,那么,从皮肤到筋骨的距离,就成为脉管的直径,而在临床上是见不到如此粗大的实脉的。

其次,浮、中、沉取并非规范实脉。以"浮、中、沉三部俱有力"为实脉,强调的是脉来有力,这实际上讲的是脉实,而并不是规范

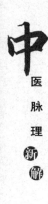

意义的实脉。将脉实与实脉混为一谈,便失去了实脉脉象的诊断作用。

再次,沉、浮皆得亦即中沉取之。浮与沉,本是相对的概念。实脉属于沉脉类,其脉位均不会浮,一般较沉。故诊者初持脉以指按之,若为实脉一般均不得脉;稍加力按得脉动,即为浮取有力,也可称为中取有力;再加力又按得脉动,则为沉取有力。此即所谓"沉、浮皆得"或"中沉取之"也。

6. 脉案举例

肾络郁阻 苗××,男,82 岁。恶心不思饮食,小便淋沥不畅。医院检查:血肌酐 196.2 μmol/L。诊断为肾功能不全。情绪低落,自称恐怕过不去年。诊脉:左尺实脉。左尺候肾、膀胱,实脉浮取、沉取皆弦硬有力,主积聚。肾中有众多肾单位、肾小管、小动脉、小静脉血管,年久杂质沉积于小管内使肾内血液循环受阻,肾排泄功能下降,有毒物质体内停聚而致血肌酐增高。治以活血通络,软坚散结。处方:

怀牛膝 15 g　桃仁 9 g　红花 9 g　穿山甲 5 g　乌药 15 g
香附 12 g　炙鳖甲 15 g　当归 20 g　杜仲 30 g　益母草 20 g
车前子 12 g　生甘草 3 g

服 6 剂后来复诊,自称服药后小便通畅量多,有食欲,精神好转,能上街走走了。诊脉:实脉中有和缓之象。实脉浮取、沉取皆坚硬有力,治疗后脉弦直中略带弧度,坚硬中有了柔和之感,皆为治疗有效。上方加减治疗一个月,检查血肌酐接近正常值。诊脉已无实脉。

诊治体会:实脉主病,诸医家言其主寒、热、风、痰等。然其中有真有伪。张介宾说:实脉为闭结,为癥瘕,三焦壅滞之候。此说是有道理的。

实脉主积聚,通过正确治疗可以缓解病情,实脉可以不实。实脉主积聚,癌肿也属积聚,两者脉象不同:实脉弦硬不涩;癌肿脉或

50

弦细有力或弦有力都带涩。

　　脉管郁滞　祝××，男，58岁。高血压。每天吃降压药，血压能维持在 150/100 mmHg；不吃降压药，则高达 190/120 mmHg。越到冬天血压越高。诊脉：六脉实。两手寸口有寸、关、尺三部九候，各部脉不同。现六脉皆实，全身血管厚硬，只有一种诊断：动脉硬化。血管壁沉淀多，壁厚内部空间小，压力增高血压高，冬天寒冷血管遇冷收缩，内部空间更小血压更高。治以活血化瘀，通络散结。处方：

　　　桃仁9 g　红花9 g　当归15 g　赤芍15 g　熟地30 g
　　　穿山甲5 g　生牡蛎20 g　海藻20 g　地龙9 g　黄芪30 g
　　　枸杞子20 g　生甘草3 g

加减治疗一个月，测血压为 140/90 mmHg。切脉弦缓。虽降压药一直未停，但与去年冬天的血压相比较，患者已相当满意。

　　诊治体会：血管也得病，只不过少有论述而已。如：脑溢血，血管脆破裂出血；妇女崩漏血管薄弱，略有病邪扰动即不能固摄而破裂出血。此例为血管壁沉淀增厚而致病，即使清理了，过几个月还会逐渐变硬。这是血管病。

　　血管病的治疗，重在"救其萌芽"。因为血管病在未发病之前，病人无法描述或感知自己的血管有什么病。《素问·八正神明论》曰："不形见于外，故俱不能见也。视之无形，尝之无味，故谓冥冥。"用问诊、望诊、闻诊无法提前诊知而达到"救其萌芽"的目的。脉诊则可以做到。血管脆，脉硬；血管弱，脉细弱无力或微；血管堵塞，脉左右弹；血管硬化，脉实；大脑血管破裂出血，脉数脉率快；眼底出血，脉数而脉率不快；血止，脉弦。

　　治疗也必须依脉治之。如：眼底出血脉数，治以凉血止血；不知脉而用了活血药，会加重病情；用了通络药出血量多且快，后果更严重。血已止脉弦，应消除瘀血恢复视力，不知血已止而继续使用止血药，使瘀血久不得化而成干血，则药石难达了。

二、洪　脉

1. 医家解说

《内经》中多次讲到"洪"字,但都没有当作脉的名称来用。《伤寒论》和《中藏经》也是如此。到王叔和著《脉经》,始把洪用作了病脉的名称。但是,王叔和对洪脉的认识还比较肤浅。其后,滑寿、齐德之、吴鹤皋等人在《脉经》的基础上进一步论述,丰富了洪脉的内涵。到李时珍著《濒湖脉学》,对洪脉特征做了规范性的规定,才算是基本上定了下来。兹将各家解说录之如下:

洪脉,极大在指下。(《脉经·脉形状指下秘诀第一》)

洪,大而实也,举按有余,来至大而去且长,腾上满指。(《诊家枢要》)

洪脉之诊,似浮而大,按举之则泛泛然满三部,其状如水之洪流,波之涌起。……浮、沉取之有力,其中微曲如环之钩,故夏脉如钩,钩即洪也。(《外科精义》)

洪,犹洪水之洪,脉来大而鼓也。若不鼓则脉形虽阔大,不足以言洪。如江河之大,若无波涛汹涌,不得谓之洪。(《脉语》)

洪脉,指下极大,来盛去衰,来大去长。(《濒湖脉学》)

以上诸家解说,比较详细地描述了洪脉的脉象特征。

但是,在探讨洪脉之前,有些关键问题必须要先弄明白。譬如说,洪脉的性质为何？它是平脉还是病脉？洪脉即钩脉吗？洪是否就是洪脉？晋代以来,迄于今日,许多脉书对这些问题是存在认识上的误区的。

误区一:视洪等同洪脉。在晋代以前的有关脉学的医学文献,经常会出现"脉洪大"的记载,人们往往将其中的"洪"字与后来才有的洪脉联系起来。这样理解是不正确的。"洪"字在这里与"大"

字一样，都是作形容词用。"洪"字的本义是大水，乃形声字。《说文·水部》："洪，洚水也。从水，共声。"又："洚，水不遵道。"古音洪、绛同声。《孟子·告子篇》云："水逆行谓之洚水。洚水者，洪水也。""洪"字本义既为大水，后来其义便引申为大。《尔雅·释诂》："洪，大也。""洪"、"大"二字连用，是形容极大的意思。《脉经》称："洪脉，极大在指下。"《濒湖脉学》称："洪脉，指下极大。"都是用"极大"来形容"洪"，可证。

所以，必须先弄明白"洪"字的真实含义，不要一看到"洪"字便将它与洪脉等同起来。否则的话，我们就很难走出对洪脉认识上的许多误区。

误区二：洪脉亦分平病。洪脉是否为亦平亦病之脉？从近年出版的一些脉学著作看，对此都做出了肯定的回答。这似乎已成为脉学界的共识了。此说所持的理由主要有三：其一，《内经》论述。《素问·平人气象论》称："太阳脉至，洪大以长。"夏季七月中而经气旺，脉象便洪大以长，这是正常脉象。《灵枢·五禁篇》又称："病泄，脉洪大。"病泄泻伤人正气津液，阴津亏虚，现洪大脉，这是病脉。

其二，汉代医书。《伤寒论·平脉法》称："其脉洪大而长，是心脉也，心病自得洪大者愈也。立夏得洪大脉，是其本位。"这同《素问》所说的"太阳脉至"一样，都是正常脉象。再看《中藏经·论脏腑虚实寒热生死逆从脉证之法》："夏心王，左寸脉浮洪大而散，曰平。反此则病。"又称："秋王于肺，其脉当浮涩而短，曰平。反此为病。又反洪大而长，是火焚金，亦不可治。"似乎洪脉真是亦平亦病之脉了。其实，《内经》也好，《伤寒论》和《中藏经》也好，所说"脉洪大"之"洪"，都不是指洪脉。这与后来才出现的洪脉毫无关联，以此来证明洪脉也是平脉，是难以成立的。

其三，《濒湖脉学》。其洪脉体状诗云："脉来洪盛去还衰，满指滔滔应夏时。若在春秋冬月份，升阳散火莫狐疑。"诗的前两句说

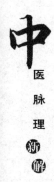

"脉洪"是季节脉，夏季"脉洪"为正常脉象。诗的后两句说春、秋、冬三季出现"脉洪"，就是病脉，需要抓紧治了。清代医家黄琳著《脉确》，更作了进一步的说明："洪，夏脉也，春、秋、冬，见之，则病脉也。然若夏来盛去衰如钩，则为平脉。若来盛去亦盛，此为太过；来不盛，去反盛，亦病脉也。"此后，洪脉亦平亦病说便为众多脉书所采用，现代医家也多奉为圭臬。我认为，李时珍虽对规范洪脉的脉象做出了贡献，但他将"洪"与洪脉混淆，不免美中不足。其实，所说"脉洪大"的季节脉，只是针对心平脉而言，并无普遍的诊断意义。

　　误区三：洪脉就是钩脉。这恐怕是人们在认识洪脉方面的最大误区了。《内经》称："心脉钩。"为何曰"钩"？《内经》又称："夏脉者，心也，南方火也，万物之所以盛长也，故其气来盛去衰，故曰钩。"因此，一般称心平脉的脉象为"钩脉"。这本是《内经》赋予心平脉的一个特定概念，并不具有普遍的意义。习脉诊者务必注意到这一点。

　　其实，如果认真探究的话，便可很容易发现，洪脉与钩脉还是有很大差别的。兹举数例以明之：其一，脉象似而不同。最早提出用"钩"来说明洪脉的脉象者，是元代医家齐德之。他说：洪脉"微曲如环之钩"。又称："钩即洪也。"似将洪脉等同于钩脉。但李时珍则称"如钩之曲"，与齐德之有别。我们千万要注意：李时珍说的是"如钩之曲"，而不是"同钩之曲"。何谓"如"？《广雅·释言》："如，若也。"《说文·女部》段玉裁注曰："如，凡相似曰如。"可见，"如钩之曲"是说，洪脉的脉势来盛去衰，脉波如钩。据此，只能说洪脉的脉象与钩脉相似，而不能说洪脉的脉象与钩脉相同。这一字之辨并非可有可无，否则会将这两种脉象混为一谈，很容易造成临床时的失误。

　　其二，钩之大小不同。虽然洪脉与钩脉的脉波相似，但二者有大小之别。《脉语》即极称洪脉的突出特点是大，故称："脉来大而鼓也。"但他没有说明:洪脉之大与钩脉相比,又当如何? 这是其不足之处。《濒湖脉学》则弥补了《脉语》的这一不足,仅用八个字就把这个问题说清楚了。这八个字是:"来盛去衰,来大去长。"这是说:洪脉和钩脉的脉势都是"来盛去衰",而洪脉的来波却比钩脉大,去波也比钩脉长。《濒湖脉学》以后的脉书都忽略"来大去长"这四个至关重要的字,是十分可惜的。如果真是"洪脉"即"钩脉"的话,那么,只有"来盛去衰"一句就够了,何必还要再加上"来大去长"这一句呢?

其三,脉动范围有别。洪脉不仅钩状脉体比钩脉大,其脉动的范围也比钩脉大。洪脉的脉动范围超逾寸、关、尺三部,而钩脉只在寸部见到脉动。洪脉的脉动范围比钩脉大,而且"大而有力"。李时珍可能是从苏轼《念奴娇·赤壁怀古》词的名句"惊涛拍岸,卷起千堆雪"受到启发,写出了洪脉的相类诗:"洪脉来时拍拍然,去衰来盛似波澜。"用"拍拍然"来形容洪脉脉动之大而有力。诊察脉体钩形和脉动范围之大小,是区别洪脉与钩脉的主要方法。

其四,脉位浮沉相异。洪脉与钩脉,二者脉势都是"来盛去衰",脉波皆如钩,但脉位并不相同。"心脉钩",为心平脉,故钩脉只有在寸部沉取方得。洪脉为阳盛,各脏腑皆可阳盛,故在寸、关、尺三部皆可见。所以,诊察其脉位之异同,也是区别洪脉与钩脉的另一方法。

由上可知,许多脉书对洪脉存在不少认识上的误区。只有走出这些误区,才有可能正确地认识洪脉的脉象,使其在临床上真正发挥诊断的作用。

2.洪脉脉象

《脉经》所规范和制定的洪脉,就是病脉,不存在亦平亦病的问题。兹将其主要脉象分述如下:

第一,脉势。洪脉的脉势"来盛去衰",整个脉波画出的是一个钩形的轨迹。但它与心平脉的钩脉相比,又"来大去长"。所以,洪

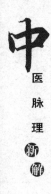

脉的来波比钩脉鼓得更高,去波的落点比钩脉更远。这样,整个洪脉脉波便比钩脉大了一圈。

但在这里要提醒一点的是:诊察洪脉的脉势时,有时会发现双峰脉,务必不要惊奇。由于洪脉来波之势过大,脉体迅速扩大,必向上鼓起增高,而达到脉峰后余力稍减未消,因此去波下降时仍有部分鼓起升高,几乎与脉峰相齐,从而形成双峰脉。这是洪脉独有的奇特现象。若诊时发现双峰脉,更可断其为洪脉,这是确定无疑的。

第二,脉形。洪脉的脉形粗大,指下感觉宽大有力。《素问·脉要精微论》称:"粗大者,阴不足,阳有余,为热中也。"洪脉主热邪炽盛,阳盛血虚。《濒湖脉学》有洪脉主病诗云:

> 脉洪阳盛血应虚,火热炎炎心病居。
>
> 胀满胃翻须早治,阴虚泄痢可踌躇。
>
> 寸洪在左主心炎,右寸洪时肺不堪。
>
> 肝火胃虚关内察,肾虚阴火尺中看。

第三,脉率。洪脉的脉率与数脉相同,一息五至、六至为常见,可达到七至以上。

第四,脉位。洪脉在寸、关、尺三部浮沉皆得。脉位不同,所主之病也不相同。对此,《诊家枢要》有比较详细的说明:

左寸洪,心经积热,眼赤、口疮、头痛、内烦;关洪,肝热及身痛、四肢浮热;尺洪,膀胱热、小便赤涩。右寸洪,肺热毛焦、唾黏咽干;关洪,胃热、反胃、呕吐、口干;尺洪,腹满大便难或下血。

3.脉案举例

火耗阴血 荣××,女,82岁。患者自诉:儿媳惹气,上火得病。舌头干痛,活动后干痛加重,一夜能痛醒四、五次,手肿,身上疼痛。患病已有十几年。医院诊断为缺乏维生素,打针有一定效果,停针后照旧。诊脉:左关浮、沉取皆洪脉,余脉浮弦。望诊:舌淡红无苔,有裂纹,舌体瘦小。左关浮取候胆,沉取候肝,洪脉主阴虚火旺。长期上火,火耗阴血,阴血不能充养滋润口舌。余脉浮弦,为外感风邪,身痛手肿与风邪有关。风侵入人体会阻滞气血运行,使本已阴亏的口舌更得不到滋养。舌无苔瘦小,为阴血亏虚。阴虚者舌质应红,此例淡红与外感风邪有关。治以滋阴养血祛风。处方:

　　炙鳖甲 12 g　炙龟板 12 g　熟地 15 g　白芍 15 g　五味子 9 g
　　麦冬 12 g　侧柏叶 9 g　牡丹皮 12 g　麦芽 15 g　山楂 12 g
　　神曲 12 g　内金 10 g　防风 10 g　荆芥 10 g　秦艽 12 g
　　丝瓜络 12 g　太子参 20 g　生甘草 3 g

服药 6 剂后复诊,病已见强。诊脉:浮弦无,左关浮、沉取数。脉不浮弦,风已去;肝胆脉由洪变数,为阴虚好转,火仍在。治以滋阴泻火。消风方中,去防风、荆芥;身不痛,去秦艽;数脉有火,加大黄泻火。处方:

　　生大黄 10 g　炙鳖甲 12 g　炙龟板 12 g　熟地 15 g　白芍 15 g
　　五味子 9 g　麦冬 12 g　麦芽 12 g　山楂 12 g　神曲 12 g
　　内金 10 g　侧柏叶 9 g　牡丹皮 12 g　太子参 20 g　生甘草 3 g

又服 6 剂后,病大好,舌头多年不见舌苔现也有了一层薄白苔。

　　阴虚火旺　张××,男,45 岁。患糖尿病已有 4 年。这几年常服降糖药,血糖始终不降,都在 9 mmol/L 左右。诊脉:右关中取洪脉,左关浮取洪脉。右关中取候胰腺,洪脉主阴虚火旺。火灼耗胰腺中津液,津液少胰岛素也少,体内糖分不能分解吸收,血糖增高。左关浮取候胆,胆脉洪为胆阴虚火旺。胆属木,胰腺属土,木克土,防胆克制太过,胆胰同治。治以滋阴降火,益气生津。处方:

　　丹皮 12 g　旱莲草 25 g　天花粉 15 g　石膏 15 g　知母 15 g
　　五味子 9 g　山药 15 g　黄芪 30 g　鸡内金 10 g　太子参 20 g

服完 6 剂后,病情明显好转。诊脉:胆脉弦,胰腺脉弦。脉弦不洪,阴虚火旺皆得到改善。脉弦为气滞。上方加枳实 15 g,继续服用 12 天。查血糖为 7 mmol/L。

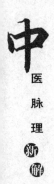

诊治体会:单见胰腺脉洪易治,胆、胰皆见洪脉则不易治,且易反复。胆火与情志关系密切,而情志之火是变化莫测无法控制的。须嘱患者,要全心配合治疗,要心态平和,时刻保持愉快心情,对控制此病非常有益。

三、大　脉

1.《内经》论"大"

《内经》多次讲到大脉,见于《素问》各篇。其中,最重要的有两条:

> 大则病进。(《素问·脉要精微论》)
> 独大者病。(《素问·三部九候论》)

然可惜的是,所论文字过于简括,致使后世医家难得要领。

汉代张仲景著《伤寒论》、《金匮要略》二书,虽也讲到大脉,却未能就《内经》之论作进一步的论述。到晋代,王叔和著《脉经》,干脆将大脉归于洪脉。后之习脉学者多宗《脉经》,故很少提及大脉者。

其实,《内经》有关大脉的这两条记载非常重要,值得深入探讨。

(1)大则病进　何谓"大则病进"? 此有二解:

其一,病情进展。"大则病进"是说病情有发展。费兆馥先生说:"此指脉象盛大有力,反映邪正双方激烈抗争,是病势加剧的标志。"其二,脉象转化。大脉可以是正常人的脉。刘冠军先生说:"大脉常人有之,多脉来宽大,但往来上下自如,不疾不徐,三部皆大,此系体魄素健者之生理正常脉象。"并举大脉体状诗加以说明:

> 大比常脉增一倍,形大力强应满指。
> 其气来盛去亦盛,体健逢此不为殃。

但是,在"邪强"的情况下,大脉便由正常的生理脉象转化为病理脉象了。故清代医家陈修园《时方妙用》有大脉歌诀云：

> 大脉如洪不是洪，洪兼形阔不雷同。
>
> 绝无午柳随风态，却有移兵赴敌雄。
>
> 新病邪强知正怯，久疴外实必中空。
>
> 《内经》"病进"真堪佩，总为阳明气不充。

"大脉"两句，是说大脉似洪脉而不是洪脉。"绝无"两句比较难解，实际上是说，大脉不像杨柳那样随风飘舞，跟着洪脉亦步亦趋，洪脉的脉势是来盛去衰，而大脉却是来盛去亦盛，大有"移兵赴敌"的雄伟气概。最后两句是说，这就是《内经》"大则病进"的本来意思。

（2）独大者病　何谓"独大者病"？《内经》讲脉诊的重要性，可决定人之生死。指出："人有三部，部有三候，以决死生，以处百病，以调虚实，而除邪疾。"察九候时，若见六脉（左右寸、关、尺）俱大，则为平人之脉；反之，若诸脉皆小，中有一部独大者，或偏大于左，或偏大于右，皆可断为病脉，并以其部断病之虚实。所以，"独大者病"一句，是要告诉诊者这一区分平脉与病脉的重要方法。

由此可知，《内经》所论言简意赅，具有丰富的内涵，可惜未能很好地发掘出来。职是之故，后世医家论大脉者寥若晨星，留下了莫大的遗憾。兹以元代医家滑寿和清代医家张璐所述为例，略作分析：

> 大，不小也，浮取之若浮而洪，沉取之大而无力。（《诊家枢要》）

> 大脉者，应指满溢，倍于寻常，不似长脉之但长不大，洪脉之既大且数也。（《诊家三昧》）

二家所论虽无新的发明，但都提出将大脉与洪脉作比较，值得重视。

2.大脉似洪

论大脉者都认为大脉似洪脉而不同于洪脉，这是对的。但是，要否定"大脉即洪脉"之说，还必须将这两种脉明确地区别开来。

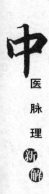

《诊家枢要》说大脉"若浮而洪",《诊家三昧》说大脉不似"洪脉之既大且数",这是不够的,也不足以否定"大脉即洪脉"之说。所以,赵恩俭先生批评说:"由于二者本无可分而勉强分之,以致依稀影响之谈,穿凿无理之说,不一而足。"赵先生的批评不是没有一点根据的。

我认为,大脉与洪脉的区别是清楚的。主要有三:一从脉率看,大脉不如洪脉数疾;二从脉位看,洪脉超逾三部,而大脉有一部独大者;三从脉势看,洪脉是来盛去衰,大脉则是来盛去亦盛。特别是第三点,乃大脉与洪脉最主要的区别。试想:洪脉来盛去衰,大脉来盛去盛,怎么能将二脉合而为一呢?

3.大脉脉象

大脉脉象的主要要素如下:

第一,脉势。从脉势看,大脉颇似实脉,都是来盛去亦盛。那么,二脉的区别何在?对此,费兆馥先生作了详细的回答:"实脉大而实,大脉大而满;实脉长而直,大脉圆而满;大脉之血管呈弛张状态,实脉为紧束状态;实脉主阳明腑实证,大脉主阳明经热证。"

第二,脉形。大脉的脉形宽大,"应指满溢,倍于寻常"。

第三,脉率。大脉的脉率并不固定,其脉率变化与外感病邪有关,大致有以下几种情况:①外感风热,脉浮大数,脉率增快,但不及数脉;②外感风寒,脉浮大紧,脉率偏于迟缓;③外感风寒发热,脉浮大紧,本应正常或稍慢,反见快者;④外感风邪,脉浮大弦,脉率基本正常。

第四,脉位。大脉的脉位虽浮取、沉取皆可见,但因病而异:一般外感在浮位;饮食寒凉导致的内寒则见于沉位。

4.脉案举例

肺感风邪　戚××,女,78岁。干咳无痰,喘促,气短,说话无力。携有济南市某医院放射科检查报告:两肺纹理增多,紊乱,右下肺野上有一约 4 cm×5 cm 大的团块状阴影,密度较均匀,边缘呈弯叶状,右侧膈肌升高,并呈幕状粘连,余未发现明显异常改变。结论:右肺占位性病变。

诊脉:右寸沉取脉大。右寸沉取候肺,大脉脉形宽大为阴虚,干咳无痰,说话无力肺气虚;大脉脉势有力,有力为有邪,此为外感风邪。诊为:肺里肿瘤耗阴伤气,气阴两虚,外感风邪。治以养阴润肺,祛风止咳。处方:

麦冬 12 g　太子参 20 g　北沙参 12 g　款冬花 9 g　百部 10 g

防风 10 g　荆芥 10 g　川贝 3 g　五味子 9 g　炙甘草 5 g

服 3 剂药后咳嗽次数未减,但持续的时间明显缩短。口干好转,声音已不嘶哑,不喘。切脉肺脉大。按上方治之有效,但不理想,脉仍大。另一种考虑:肿瘤停聚在肺,使肺气机不得宣降而咳。治以补气润肺,上宣下泻宣降气机。处方:

百合 20 g　麦冬 20 g　北沙参 15 g　五味子 12 g　黄芪 30 g

太子参 20 g　生首乌 20 g　三七 15 g　佛手片 15 g

丝瓜络 20 g　白花蛇舌草 30 g　香附 12 g　生甘草 3 g

三天后复诊,患者告:上方服用两服时,大便增多,一天两次,咳嗽明显减轻,昨晚只咳一次,而且持续时间不长。切脉肺脉大。脉仍大,是病久非一日可收功。但症状明显好转,说明治疗思路正确。于是又在上方基础上,三七入药煎改为三七粉 12 g 冲服。

服用九天后诊脉:肺脉虚。

大脉脉势有力为病邪在肺,用泻法后,邪去正虚。肺脉虚为肺气阴两虚。上方去三七、丝瓜络、白花蛇舌草。处方:

百合 20 g　麦冬 20 g　川贝 3 g　北沙参 15 g　五味子 12 g

黄芪 30 g　太子参 20 g　生首乌 20 g　佛手片 15 g　香附 12 g

生甘草 3 g

三天后再诊:虚脉纯虚无邪,脉仍虚表明病重药轻。遂重用黄芪、太子参、百合;加焦三仙、内金助运化防呆补。处方:

黄芪 50 g　太子参 30 g　百合 50 g　麦冬 20 g　川贝 3 g

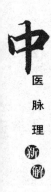

北沙参 15 g　五味子 12 g　生首乌 20 g　佛手片 15 g

香附 12 g　焦三仙各 12 g　内金 10 g　生甘草 3 g

服 6 剂后,患者病情大好,说话有力,对治疗效果表示满意,准备返回济南了。

血燥阴虚　孙××,男,65 岁。患牛皮癣已十几年。近三年,身上长牛皮癣的地方都凹陷成铜钱大的坑,坑色暗红。诊脉:左关沉取脉大。左关沉取候肝,肝为血库,肝脉大为血虚血燥。血燥阴津亏虚,不能滋养肌肤而致病。治以养血润燥。处方:

山药 15 g　白芍 15 g　枸杞子 15 g　龟板胶 9 g　川楝子 12 g

当归 15 g　黄芪 30 g　大黄 12 g　牡丹皮 12 g　地骨皮 12 g

白鲜皮 12 g　侧柏叶 10 g　生甘草 3 g

服 6 剂后来复诊,称上方效果很好,凹陷成坑的地方已全部平复。诊脉:肝脉弦,涩不大。滋阴养血,血脉得充,脉充实不大。弦涩为血燥,易为瘀血,癣色暗红均为瘀血之象。治以养血润燥,活血化瘀。上方加丝瓜络解毒通络;加川芎活血;加生牡蛎软坚散结。处方:

丝瓜络 15 g　川芎 15 g　生牡蛎 20 g　山药 15 g　白芍 15 g

枸杞子 15 g　龟板胶 9 g　川楝子 12 g　当归 15 g　黄芪 30 g

大黄 12 g　牡丹皮 12 g　地骨皮 12 g　白鲜皮 12 g

侧柏叶 10 g　生甘草 3 g

上方加减服用 20 天治愈。

诊治体会:牛皮癣病在皮肤,病根在血液,肝为血库,故牛皮癣的诊脉位置在左关沉取。用药则要随脉变而辨证施治。牛皮癣常见类型有:血虚受风、血虚血燥、血热、血湿热、血寒,与之相对应的脉证是:遍身瘙痒,脉细弦;皮肤干燥起皮,脉大;癣红痒,脉数;痒抓破后出黄水,脉缓数;白屑多,脉紧大。

以上三节,介绍了实、洪、大三种阴阳盛衰类病脉。此类病脉的主要特点是,来波和去波的盛衰明显,但互有区别。兹将四脉的

脉形、脉势列表于下,以作比较:

表 4-1 实、洪、大脉的脉形与脉势

脉名	脉形	脉势
实脉	形体长大,其长超过三部,寸、关、尺之间有连接感,为线索脉	来盛去亦盛,来波陡势升起,甚大,去波落下时斜率亦甚大
洪脉	形体似钩状,但比钩脉更鼓更大	来盛去衰,来大去长,比心平脉之钩脉要大一圈,且常见双峰脉
大脉	形体宽大,"应指满溢,倍于寻常",长逾三部	来盛去亦盛,去波较以上诸脉络下时轨迹更长,落点更远

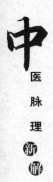

第五章　疾徐结代类病脉(上)

一、缓　脉

1.医家解说

历代医家解说缓脉者甚多,不遑枚举,最具代表性的有张仲景、王叔和、李时珍三家。兹将其所论引之如下:

> 阳脉浮大而濡,阴脉浮大而濡,阴脉与阳脉同等者,名曰缓也。(《伤寒论·平脉法》)

> 缓脉,去来亦迟,小駃于迟。一曰浮大而软,阴脉与阳脉同等。(《脉经·脉形状指下秘诀第一》)

> 缓脉,去来小駃于迟,一息四至,如丝在经,不卷其轴,应指和缓,往来甚匀,如初春杨柳舞风之象,如微风轻飐柳梢。(《濒湖脉学》)

对于以上三家所论,后世医家不尽理解,从而解读不同,因此颇有可讨论的空间。分歧较大的问题主要有三:

其一,缓脉特征。缓脉的脉象特征是什么?元代戴启宗著《脉诀刊误》,提出缓脉为"一息四至"之说,后世医家多从之。其影响延续至今。如王忆勤先生主编的《中医诊断学》,即指出:

缓脉脉象特征:一息四至,来去缓怠。其脉率稍慢于正常脉而快于迟脉。缓脉脉率较缓,约每分钟60次。

这肯定是不对的,因为缓脉与数脉、迟脉一样,都是复合因素构成的脉象,而不是单因素脉象。所以,这个问题还需要进一步讨论。

其二，平病之辩。缓脉到底是病脉还是平脉？这个问题迄今仍在讨论。主要有三种见解：

第一，缓为病脉说。从张仲景到王叔和，再到李时珍，都主张病脉说。如李时珍的缓脉主病诗就说："缓脉营衰卫有余，或风或湿或脾虚。"

第二，缓为平脉说。认为缓脉非病脉，而是平脉。如周学霆《三指禅》称："缓为极平脉，……不浮不沉，恰在中取。不迟不数，正好四至。"

第三，亦病亦平说。认为缓脉可以是病脉，也可以是平脉。如张介宾《景岳全书》称："凡从容和缓，浮沉得中者，此平人之正脉。……若缓而滑大者多实热。"赵恩俭先生主编的《中医脉诊学》亦称："缓脉可以是在病中出现的脉，亦可以是正常人的脉。"

那么，究竟以何者为是呢？我认为：缓为平脉说也好，亦病亦平说也好，都是为缓脉系单因素脉象之说所误。把一息四至当作缓脉的单一特征，当然可以是平脉，也可以是病脉了。其实，脉率只是传递了脉象的一个方面的信息，而脉诊的原理是脉应脏象，必须全面掌握有关脉象的各种因素和信息，才有可能作出准确的诊断。试看历代医学名家在临床实践中对缓脉的诊病记录，如：

> 缓甚呕逆，微缓主脾太急，内痛吐血。（《中藏经·论脏腑虚实寒热生死逆从脉证之法》）

> 心脉缓甚者，脾邪干心也。心脉微缓者，胃邪干心也。（《难经·十难》）

> 寸口脉缓，皮肤不仁，风寒在肌肉，宜服防风汤，以药薄熨之，摩治风膏，灸诸治风穴。（《脉经·平三关病候并治宜第十八》）

> 关脉缓，其人不欲食，此胃气不调，脾气不足，宜服平胃丸、补脾汤，针章门补之。（同上）

或因邪入脾、胃，或因外受风湿，患者虽为缓脉，却出现各种症状，

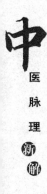

怎么能视为平脉呢？

可见，将一息四至的缓脉当作正常脉来对待，往往会掩盖病情，耽搁治疗，贻害匪浅！

其三，"浮大而濡"。什么叫"浮大而濡"？张仲景在《伤寒论》里提出了"浮大而濡"说，后世医家难得确解，所以除偶有征引外，基本上没有用这个说法的。赵恩俭先生认为："此说影响不大亦未成立。"这话说对了一半，"亦未成立"则未必。何以言之？不是《伤寒论》之说不能成立，而是后世医家未能读懂张书所致。

所谓"浮大而濡"，说的是缓脉的脉形。其中，"浮""大""濡"三个实词的真正含义，首先要弄清楚。或谓："浮"表示脉位，即浮部；"大"表示脉形。这样理解是不对的。"浮"、"大"要连续，不能拆开当两个词来解读。自汉代以来，"浮大"已成为脉学著作中的常用语。如华佗《中藏经》书中，就有"浮大而缓"、"浮大而长"、"浮大而短"、"浮大而涩"等用法。《正字通·水部》："浮，盛貌。""浮"是来修饰"大"，表示"大"的程度的。"浮大"者，盛大也。所以，"盛大"在这里是甚大或十分大的意思。

"濡"字在这里不读作人朱切 rú，而应读作乳兖切 ruǎn，与软同。《集韵·狝部》："软，柔也。或从欠，亦作濡。""濡"字同软，是柔的意思。《伤寒论》的"浮大而濡"，《脉经》则写作"浮大而软"，可证。

这样，再来理解"浮大而濡"一句，便比较容易了。这是说：缓脉之来，其脉波甚大而且指感柔软。这不正是李时珍笔下"如丝在经""微风轻飐柳梢"的景象吗？

"浮大而濡"一句的重要意义，还在于它形象地描绘了缓脉的脉势。如果将"浮大而濡"与"阴脉与阳脉同等"的话联系起来读，便十分清楚了。

2.缓脉脉象

缓脉脉象的主要要素如下：

第一，脉势。根据《伤寒论》和《脉经》所述，缓脉的脉势是来去皆缓，来波（阳脉）与去波（阴脉）相等。这是什么意思呢？浮大为阳，濡为阴。"阳脉浮大而濡"表示来波阳中有阴；"阴脉浮大而濡"表示阴中有阳。然皆阳不胜阴而致病。这样，缓脉的脉势就由三个因素来决定：①来波与去波同等，左右对称；②来波既缓，则脉波的运动轨迹必长；③来波阳中有阴，则从起点向上鼓起达到波峰时不会很高，从而所画出的轨迹是一个圆弧，若从圆弧的顶点作一条垂直线，将圆弧一分为二，则圆弧的左半代表来波，圆弧的右半代表去波，两者完全相等。这就是缓脉的脉势。

第二，脉形。脉形和缓，弧度左右对称，脉宽正常，脉长可及三部。缓脉主湿，为阴，由于脾失健运，排泄失司，聚积而为病。其脉形粗细、长短、高低适中，表明正气不虚，湿邪停留不久，故病程短，病证轻。如：脉粗，阴津亏虚，缓、粗相兼，多为湿热伤阴。治疗时必须滋阴与清热利湿并用，否则较差。脉细，主病血虚，缓、细相兼，血虚有湿，治以补血祛湿。临床时还要看病在脏腑何处，针对性地用药，效果方佳。如左寸沉取为心，心脉细即为心血虚湿阻心脉。症见心悸无力，劳累后加重，心胸憋闷。治以补心气血祛湿。脉长，是说脉波从升起的起点到落点之间的跨度长。表示脏腑功能不虚，但有湿邪，可用泻法治之。脉短，表示脏腑功能虚有湿邪，治以健脾祛湿。脉高，脉高是阳热亢盛的标志，乃湿与火热相搏结为湿热所致，治以清热利湿。脉低，脉波低而不鼓，无力，为阳虚，乃阳气虚湿邪盛所致，治以温阳健脾祛湿。

第三，脉率。关于缓脉的脉率，元代戴启宗提出缓脉一息四至的定说。后世医家除沿用戴说外，也有认为"缓不及四"的。所以，一般说来，缓脉的脉率以一息四至为典型。

第四，脉位。缓脉在寸口的位置系根据脏腑病证而定。如：胃脘湿盛，满闷嗳气，右关浮取可见缓脉；肺痰湿壅盛，咳吐痰涎清稀色灰白，右寸沉取见缓脉。

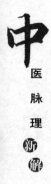

3.脉案举例

脾虚不育　孙××,男,35岁。28岁结婚一直不育,体胖。两关、两尺缓脉。两关候肝、脾,两尺候肾;缓主湿。脾虚不能运化水湿,水湿停聚体内;湿浊下注于肾,肾主藏精,今肾不藏精而藏湿,故不育。治以健脾祛湿。处方:

苍术 15 g　炒白术 20 g　香附 12 g　半夏 9 g　川芎 15 g

茯苓 15 g　陈皮 10 g　车前子 15 g　焦三仙各 12 g　内金 10 g

生甘草 3 g

服 6 剂后前来复诊:口诉以前腰酸沉,两大腿间潮湿多汗,现在好多了。切脉两尺沉取细紧无力。缓脉无,为湿去;脉细为肾精不足,紧主寒,无力为阳虚。诊为肾阳不足,肾精亏虚。治以温阳补肾。处方:

补骨脂 15 g　杜仲 25 g　胡桃肉 15 g　菟丝子 15 g

枸杞子 20 g　覆盆子 20 g　五味子 10 g　车前子 12 g

淫羊藿 20 g　生甘草 3 g

服 6 剂后又来,称服上药感到腰腹部有温热感。切脉脉细,为肾精不足。遂于上方加龟板胶 2 块,熟地 20 g,服 6 剂停药。后两月其妻怀孕。

诊治体会:疑难病证的病因往往是多个,此例不育肾虚湿盛是标,肾阳虚不藏精是为本,先去湿后补肾,终收全功。

脉缓湿阻　王××,女,55岁。自称患高血压 160/100 mmHg。头昏沉,身倦怠,胃脘满闷,体胖,腿胀。诸脉俱缓。缓脉主病为湿,诸脉俱缓为水湿停聚日久,上头下脚皆为湿邪所困。湿在头,头沉;湿在体,身沉倦怠;湿在腿,腿胀。两者区别在于此。湿阻经络,经络不通,导致脏腑供血不足。人体自动调节,升高血压以使缺血部位得到供血,故患病高血压症。祛湿可使血压自降。治以健脾利湿。处方:

天麻 6 g　白术 15 g　茯苓 15 g　半夏 9 g　苍术 15 g

陈皮 10 g　薏苡仁 40 g　生黄芪 30 g　丝瓜络 20 g

醋白芍 15 g　生麦芽 15 g　山楂 12 g　神曲 12 g

内金 10 g　川芎 15 g　生甘草 3 g

服 3 剂后复诊。血压 145/95 mmHg。自感头和身上比以前轻快了。脾胃脉由缓变弦，肝、胆、肾脉缓。脾胃不缓为湿去，弦主气滞，脾胃湿阻气机日久，湿虽去气仍郁滞；肾、肝、胆脉仍见缓脉，下焦湿邪未清。头湿去则去天麻，脾胃湿去则去半夏。加木瓜、蚕沙去肝胆湿；加怀牛膝引药下行；加豨莶草通络；加枳实降气。处方：

木瓜 12 g　蚕沙 12 g　豨莶草 20 g　白术 15 g　茯苓 15 g

苍术 15 g　陈皮 6 g　薏苡仁 40 g　生黄芪 30 g　丝瓜络 20 g

醋白芍 15 g　川芎 15 g　生麦芽 15 g　山楂 12 g　神曲 12 g

内金 10 g　生甘草 3 g　怀牛膝 15 g

服 3 剂后，血压 135/80 mmHg，为正常血压，腿沉腿胀基本消失。

诊治体会：高血压病人一般都服用降压药，开始吃中药时，不可骤停降压药，过几天血压下降时逐渐减药。祛湿药过用伤阴血，中病即止。

胆湿热证　邢××，男，36 岁。每早起床呕吐，每次必吐出黄绿水后方止。切脉为左关浮取缓数脉。左关浮取候胆，缓主湿，数主火，胆脉缓数为胆湿热。白天活动气机相对通畅，夜晚静卧气机郁滞，卧时间短郁滞轻，卧时间长郁滞重，静卧一夜气机郁甚，故晨起呕吐。先吐时胃中不出黄绿水，胆中郁滞不去；继吐出黄绿水，胆中郁滞去，呕吐则止。治以清胆利湿。处方：

半夏 9 g　茯苓 15 g　枳实 15 g　竹茹 12 g　黄连 9 g　黄芩 12 g

大黄 12 g　车前草 30 g　生甘草 3 g。水煎服 3 付。

服 3 剂即愈。

诊治体会：缓中有数为兼脉。湿热、寒湿皆为湿，又有寒热属性的区分：湿热脉象缓、数相兼，单从脉象上即可辨湿热；寒湿脉象仅见紧脉不见缓脉，需结合症状分辨。

二、迟 脉

1.医家解说

迟与数是相对而言,迟脉与数脉的脉率相反。对此,历代医家多有解说。其中,以晋代王叔和、元代滑寿和清代周学霆三人的解说最具代表性:

> 迟脉,呼吸三至,去来极迟。一曰举之不足,按之尽牢;一曰按之尽牢,举之无有。(《脉经·脉形状指下秘诀第一》)

> 迟,不及也。以至数言之,呼吸之间,脉仅三至,减于平脉一至也。为阴盛阳亏之候,为寒,为不足。(《诊家枢要》)

> 迟为阳不胜阴,脉来不及。……浮迟表寒,沉迟里寒,无力虚寒,未有无寒脉迟者。(《三指禅·浮沉迟数四大纲》)

现代医家大都认为:一息三至为迟脉的"通说","迟脉的性质只是频率问题,而不应当含有其他性质",所以也是"具有独立意义之单因素脉象"。

其实,迟脉同缓脉、数脉一样,都不是"具有独立意义之单因素脉象"。《脉经》所说"迟脉,呼吸三至",固然是讲迟脉的脉率,但对其后边的文字也不能视而不见。"去来极迟"就是讲脉势的来波和去波。"一曰举之不足,按之尽牢;一曰按之尽牢,举之无有"则讲的是迟脉的脉位。所以,说迟脉为"具有独立意义之单因素脉象",肯定是不对的。

正确理解《脉经》关于迟脉论述的关键,必须将"一曰举之不足,按之尽牢;一曰按之尽牢,举之无有"两句话的真实含义弄清楚。自《脉经》问世以来,对这两句话作解说者不乏其人,或只见其一不见其二,或认为这两句话本来就是对迟脉作了"不恰当乃至错误解释"。其主要理由有三:

其一,等同牢脉。看到这两句话里"按之尽牢"出现两次,便说："这将迟脉与牢脉等同了起来，当然是不对的。"看来，论者并没有真正读懂《脉经》的相关论述，便妄下断语了。《脉经》未曾提到牢脉，牢脉的最早出现是在宋代高阳生所著的《脉诀》里，《脉经》"按之尽牢"之"牢"怎么会跟几百年后才出现的牢脉等同呢？

实际上，"按之尽牢"之"牢"，与后来出现的牢脉毫无关系。"牢"的本义是养家畜的圈，后引申为坚固之义。《广雅·释诂一》："牢，坚也。"所以，"按之尽牢"者，按之尽坚也。可见，《脉经》"按之尽牢"之"牢"与牢脉是完全沾不上边的。

其二，混淆沉迟。后世医家对这两句话有很多解说。如高阳生《脉诀》称："迟者阴也，指下寻之，重手乃得，隐隐曰迟。"有论者因沉脉也要重手得之，便妄评《脉经》的论述是将迟脉与沉脉"混淆起来的错误提法"，显然是没有道理的。《脉诀》的解释并不错，只是不够全面罢了。

其三，沉部浮部。迟脉是在沉部还是浮部？或认为是在浮部，批评《脉诀》等书将迟脉归于沉部是"不合理提法"。我认为这是需要讨论的。其实，早在王叔和之前，张仲景就将迟脉归于沉部了。他在《伤寒论·平脉法》里说："迟为在脏。假令脉迟，此为在脏也。"脏为阴，必在沉部。后来，李时珍著《濒湖脉学》，又指出："但把浮沉分表里，消阴须益火之源。"这是说：迟脉不仅在沉部可见，在浮部亦可见。临床实践证明，李时珍的说法最为全面，是能够成立的。

李时珍的说法也恰好可与《脉经》"一曰举之不足，按之尽牢；一曰按之尽牢，举之无有"两句话相互印证。实际上，这两句话讲的就是迟脉的脉位。前一句是说：举指力不足，便摸不到，再用重力去可得之，这是沉取。后一句是说：指下之力按之，已可得脉，而稍一减力便不见了，这是浮取。总之，迟脉在沉部可见，在浮部也是可见的。纠缠于沉部还是浮部之争，是没有多大意义的。

2.迟脉脉象　迟脉脉象的主要要素如下：

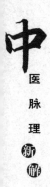
第一,脉势。《脉经》讲迟脉的脉势,只说了"去来极迟",但对来波与去波的运动轨迹却未作具体的描绘。然迟脉为寒,乃因阳虚,无以温养,不足以鼓动脉来之气所致,故其来波无力鼓起向前,只能低平迟行,去波落下也是如此。故其波峰比缓脉要低。

第二,脉形。①脉粗,主阴津亏虚,迟、粗相兼,主阴津亏虚有寒。治以滋阴祛寒。②脉细,主病血虚,迟、细相兼,血虚有寒。治以补血祛寒。③脉长,脏腑功能不虚,病程短,病情轻。随迟脉所在脏腑治之。④脉短,主脏腑气虚,迟、短相兼,气虚有寒;迟、短无力为阳虚。随所主脏腑治之。

第三,脉率。迟脉的脉率,《脉经》说是"呼吸三至",也就是一息三至。也有医家说:"四至以下,俱为迟脉。"甚至认为:"脉来三至曰迟。二至一至则又迟也;若二唤(呼)二吸一至则迟之极矣。"一般说来,迟脉的脉率在一息三至为典型。

第四,脉位。迟脉在寸口出现的位置,全视患者病情而定,脉应脏象也。既可以单独出现在寸口的某部,即《素问·三部九候论》所说的"独迟者病",也可以同时在寸口的几个部位出现。如:

(1)六脉皆浮 两手寸、关、尺浮取皆见迟脉,此为伤寒,病情较轻,多见于伤寒初起。患者通过运动、泡温泉、渴姜汤等办法,寒大部可去;若尚未痊愈,宜饮桂枝汤发汗助之(《伤寒论》处方)。

(2)右尺浮取 右尺浮取所候为大小肠,主虚寒。此为大小肠寒证。患者自述下腹喜热怕凉,大便稀不成形,食冷则肠鸣腹泻。可治以补气祛寒之方。

(3)左尺沉取 左尺沉取所候为肾,此为肾寒。病较轻,经络通畅多不疼痛,惟腰部与小腹喜热怕凉,常感手脚发凉。治以温补肾阳。

3.脉案举例

冲脉阳虚 刘××,男,46岁。腹泻求诊。右寸、关、尺沉迟。冲脉主病为寒,脾、大小肠见阳虚症状。不能吃凉,见凉则肠鸣腹

泻,吃不易消化食物则易腹泻。治以温阳健脾。处方:

　　补骨脂15 g　肉豆蔻12 g　干姜6 g　茯苓12 g　炒白术15 g

　　人参9 g　木香9 g　陈皮9 g　白芍15 g　麦芽15 g

　　山楂12 g　神曲12 g　内金12 g　炙甘草6 g

服3剂病愈。

　　小肠寒泻　孙××,男,40岁。腹泻已三个月,每天大便两、三次,时重时轻。右尺浮取迟脉。右尺浮取为大小肠,迟脉主寒。小肠是消化吸收的主要场所,小肠寒则不能腐熟水谷;虚则无力消化吸收清浊并走于下,故腹泻时作。治以温阳补虚止泻。处方:

　　罂粟壳9 g　补骨脂15 g　炒白术15 g　炮姜6 g　高良姜6 g

　　人参8 g　木香6 g　陈皮6 g　茯苓12 g　麦芽15 g

　　山楂12 g　神曲12 g　内金10 g　炙甘草6 g

服药后三天没大便,腹胀痛,前来复诊。右尺浮取弦紧。迟脉主寒。因见其三月不愈,而图显效,重用罂粟壳收涩。虽然止泻效果好,但寒也收敛不去,而致腹痛。于是,上方去罂粟壳,加大黄10 g。服之而愈。

　　外感风寒　于××,女,42岁。感冒发烧38.5℃。自服扑热息痛,覆被发汗。半夜时热退身凉,起来换衣服时又感身上飕飕发凉。第二天傍晚又烧,体温37.6℃。六脉浮迟细。六脉皆浮,病位在表。迟脉主寒,脉细主血虚。诊为气血亏虚外感风寒。治以补气血并温阳散寒。处方:

　　黄芪25 g　党参20 g　制附子9 g　当归12 g　白芍12 g

　　熟地12 g　苏叶12 g　桂枝12 g　生姜12 g　生甘草3 g

服3剂而愈。

　　诊治体会:迟脉与紧脉皆主寒,然迟脉为虚寒,紧脉为实寒。迟脉要补中有散,正邪兼顾,方可一剂而愈。

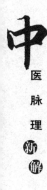

三、数　脉

1.医家解说

在研究和探索数脉脉象的历代医家中,应该说王叔和的贡献最大。他谈到数脉的特征时,指出:

> 数脉,去来促急。一曰一息六七至;一曰数者进之名。(《脉经·脉形状指下秘诀第一》)

可惜的是,后代医家都未能全面理解《脉经》的这段论述。

《脉经》问世以后,许多医家对数脉的认识只是注重于脉率的变化。如元代滑寿著《诊家枢要》,认为:"数,太过也。一息六至,过平脉两至也。"明代张介宾著《景岳全书》,亦称:"数脉,五至六至以上,凡急、疾、紧、促之属,皆其类也。"元明医家的解说影响深远,后来的医家未有提出异议者。

元、明医家的解说也为当代中医界所全盘接受。如中医前辈赵恩俭先生即强调"数脉只是频率上的变化,不应当含有其他性质"。并作了十分详细的解说:

> 根据历史资料及对其分析考证的结果,并结合临床实践、实验等,拟定数脉传统形式的指标为:①数脉为具有独立意义之单因素脉象。②数脉与缓、迟等脉构成脉象在不同频率方面各种变化的系列。③数脉只以至数言,一息五至以上,以六至为典型,并可以延伸至六至以上。④数脉并不含有频率变化以外的其他任何素质。(《中医脉诊学》)

其实,此说大有可商榷之处。

其一,说"数脉为具有独立意义的单因素脉象",是对《脉经》论述的片面理解。"一息六七至"固然是指数脉的脉率,但"去来促急"却是讲数脉的脉势,所以不能单纯强调"一息六七至"而视之为数脉的"单因素脉象"。何况"数者进之名"一句应如何理解,也不可置之不顾，就主观臆测是指脉率而言。其实，"数者进之名"也是讲脉势，而不是脉率。

其二，将脉率变化看作是数脉的主要特征，不仅与《脉经》的论述不符，而且在诊脉时是很难准确判断的。一般认为，数脉的脉率一息五、六至，甚至达到七至以上。但是，促脉和动脉的脉率基本上与数脉相同。再如紧脉和滑脉，其脉率都与数脉的最低脉率相近。所有这些，都会给诊者造成困惑，乃至造成误诊。所以，将脉率变化看作是数脉的主要特征，是绝对不行的。

其三，脉象的临床实用价值在于：根据某种脉象示以确诊人之脏腑患有某种病证，以对病施治。但是，光看脉率的变化是做不到这一点的。《素问·平人气象论》称："人一呼，脉三动；一吸，脉三动，而躁，尺热，曰病温；尺不热，脉滑，曰病风；脉涩，曰痹。"就是说，同样是一息六至，人体所患病证并不一定相同。不能光靠脉率变化独立地诊断病情，必须与其他脉象因素结合起来，才能够做到真正确诊病情。

举一个临床常见的病例：病人的脉率为一息六至，作为数脉施治。数脉主阳火。李时珍《濒湖脉学》有主病诗云：

> 数脉为阳热可知，只将心肾火来医。
>
> 实宜凉泻虚温补，肺病深秋却畏之。
>
> 寸数咽喉口舌疮，吐红咳嗽肺生痈。
>
> 当关胃火并肝火，只属滋阴降火汤。

但临床所见并不尽然。如在中国北方，感冒发烧脉率快，即使是夏天外感也为风寒，脉紧而脉率快，紧脉主寒，辛温解表即愈，故曰"伤寒不过三"。而把脉率快作为火热治，则寒凉药物凝滞外感寒邪，会使感冒多日不愈。特别在东北寒冷地区，寒邪侵入心脉，寒凝气滞血瘀使供血受阻，心胸憋闷，人体自行调节供血心脏加快搏动，致使心率快心脉紧。临床治以祛寒温通心脉，心率即减慢至正常状态。而以脉率快作热证医，则必雪上加霜，其后果可想而知。

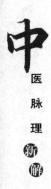

所以,将一息六至作为数脉"具有独立意义的单因素脉象"或脉象的主要特征,不仅在理论和实际上都站不住脚,更重要的是在临床实践中不能成为确诊病证的主要依据。若执迷于所谓"单因素脉象"而不改弦更张,则必有害无益,甚会至会造成严重的后果。

2.数脉脉象要素

第一,脉势。王叔和《脉经》称:"数脉,去来促急。""去"谓去波,"来"谓来波,指的就是数脉的脉势,当无问题。但《脉经》并未对数脉的运动态势进行任何描绘,致使元明以来的医家皆对其无所解说。

实际上,数脉主阳火,其脉来气盛。来波如此,那么去脉呢?"数者进之名"一句,便回答了这个问题。这句话是说,"数"之义为"进"。《说文·辵部》:"进,登也。"《玉篇·辵部》:"进,前也。"此为"进"之本义。高鸿晋《字例》释甲骨文"进"字云:"字从佳,从止,会意。止即脚,佳脚能进不能退,故以取意。"这个"进"字表明:数脉之来波气盛,去波仍然气盛。

数脉主阳火,可与心平脉之钩脉作一比较。心平脉"其气来盛去衰,故曰钩"。钩脉是反映心的正常生理之火的脉象。数脉则不同,其气来盛去亦盛,正常的生理之火变成病理之火了。正如《内经》所说:"其气来盛去亦盛,此谓太过。"

这样,便可大致勾勒出数脉脉波的运动轨迹:来波充盛有力,从底部鼓起向前,画出一个弧形,直到波峰高处的至点;去波仍然充盛有力,边下落边向外鼓起,也画出一个弧形,直到落点。于是,来波与去波,其运动轨迹便构成了左右相对又相连的双弧。这就是数脉脉波的脉势。

第二,脉形。脉形与缓脉相似,左右对称,只是来波与去波更为鼓起。脉形不同,所表达的疾病信息也不相同。如:①脉粗,火旺日久伤阴,治以滋阴降火。②脉细,血虚火旺,治以补血清火。③脉高,脏腑火旺,治以清热泻火。④脉形不高无力,脏腑虚而火旺,治以补虚清火。

第三,脉率。数脉脉率在一息五至以上,六至为常见,可达到七至以上。数脉主火,外感风热者六脉俱数,而脏腑内火,则不必六脉俱数。这是二者的区别所在。

第四,脉位。数脉主热症,左关浮取,诊为胆火旺盛;左尺浮取,诊为膀胱热症。

3.脉案举例

外感疫毒 李××,男,52岁。六脉浮数。两手寸、关、尺浮取皆数,为外感风热或外感风热疫毒。地域不同病也不同。北方地区即使夏天感冒也是风寒,脉象紧而不会现浮数脉。据患者自称:到上海、杭州等地参观学习,一天午饭后腹泻三次并发烧。吃药不泻了,但咽喉痛,全身酸痛。治以清热解毒,利咽消肿。处方:

双花12 g 连翘12 g 牛蒡子12 g 山豆根12 g 紫荆皮12 g

土大黄12 g 僵蚕9 g 葛根15 g 玄参12 g 生甘草3 g

患者第三天来电话告知:药吃了一服半时,身体已无不适感,吃完两服便全好了。

风热疫毒 2009年11月初,甲型H1N1流感开始流行,学校停课或部分停课。某重点高中有少数民族班。新疆班因甲型流感停课,患病学生在医院或诊所打针治疗,疗效不好。学校决定新疆班统一用中药治疗,故应邀到学校为学生治疗流感。

该校接诊新疆班学生31人,除一女生心脏病,一女生妇科病外,其余29人症状相同:体温37.5～39.7℃,头痛,咽痛,恶心,腰痛,符合传染病的特征。29人脉象亦同,皆寸脉数,关脉缓数,尺脉紧。从脉象的变化可知,寸脉数为风热疫毒走上焦,头痛、咽肿、发烧;关脉缓数,湿热疫毒停聚中焦,恶心厌食;尺脉紧,北方流感寒毒趋下焦,腰痛。清上焦风热,祛中焦湿热,泻下焦寒毒。处方:

双花12 g 连翘12 g 牛蒡子12 g 蔓荆子9 g 山豆根12 g

葛根15 g 黄连9 g 蒲公英15 g 半夏9 g 茯苓12 g

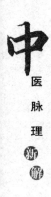

怀牛膝 12 g　制附子 10 g　大黄 12 g　独活 15 g　生甘草 3 g

原计划每人三付药,连夜煎药,到第二天分药时,每人只分到两付药,服药后 29 人全部治愈。

血热受风　杨××,男,30 岁。身痒,手一抓即起一片红疹,发热,痒得钻心。左关沉取脉数,浮取弦。左关沉取候肝,数脉主火;肝藏血,肝火旺日久,火入血分叫作血热;浮弦为风,诊为血热受风。血热不受风,血热可自由舒发,虽热不痒。外感风邪在表,阻碍血热向外舒发,郁在肌表而痒。此为荨麻疹常见类型。治以清热凉血,疏散风邪。处方:

防风 12 g　荆芥 12 g　白鲜皮 12 g　水牛角 12 g　紫草 12 g

侧柏叶 12 g　白蒺藜 12 g　玄参 12 g　白芍 12 g　生甘草 3 g

服三剂后自感痒大减,有时感到痒抓几下也就过去了,但抓后还有红痕。肝脉数,浮弦无。肝脉数,为血仍有火。浮弦无,是风已去。治以清热凉血,泻下火毒。因风邪无,去方中防风、荆芥,加大黄使血热泻下。处方:

大黄 12 g　白鲜皮 12 g　水牛角 12 g　紫草 12 g　侧柏叶 12 g

白蒺藜 12 g　玄参 12 g　白芍 12 g　生地 12 g　生甘草 3 g

服 3 剂已不痒,脉弦不数。再服 3 剂巩固疗效而愈。

诊治体会:古人有血热一说,脉诊如何诊没有论述。据多年探索,肝藏血,人卧血归于肝,肝为人之血库。肝中火旺日久,使血中也有火,叫血热。故血的诊脉部位与肝同在左关沉取。如何区分肝火与血热? 从时间上看,肝火时间长才会导致血热;肝火时间短,只是肝火旺,不会形成血热。从症状上看,皮肤病、血液病多属血热;吐血、便血、尿血、月经量多,多与肝火横逆或下注有关。但疑难病证血热与肝火并存也不少见。

肝火侮肾　邹××,女,72 岁。一年来总觉得嘴咸,像吃咸盐一样,上医院没检查出有什么病。左关沉取脉数,左尺沉取脉数。左关沉取候肝,数脉主火,肝火旺;左尺沉取候肾,数脉主火,肾火旺。诊为肝火侮肾。肝火向下侮肾，火灼肾精蒸腾向上而嘴咸。治以滋阴泻火。处方：

　　黄柏12g　知母12g　白茅根20g　熟地15g　牡丹皮12g

　　怀牛膝15g　大黄12g　磁石15g　麦芽15g　生甘草3g

服三剂后效果不错，嘴不咸了。但不能上火，一上火嘴又咸，虽咸也轻。又服六剂痊愈。

　　诊治体会：脉一部单数为脏腑火，两部脉数为两个脏或腑有火。两脏有火，治疗时要考虑脏腑之间的生克乘侮关系，两部同治效果显著且不易复发。两脏有火，仅治一脏，效果差，易反复发作。

　　大肠火毒　李××，男，45岁。内痔。大便疼痛，出血，大便后疼痛能持续一上午。右尺浮取脉数有力。右尺浮取候大肠，数脉主火，火久聚大肠头不得泻而成痔疮。治以清火解毒。处方：

　　槐角12g　地榆炭12g　大黄15g　怀牛膝15g　紫花地丁15g　荆芥穗炭6g　枳实15g　白芍20g　生甘草3g

服六剂后复诊，说服药后大便不痛了，用力缩肛还能感觉到内有东西在。诊脉：大肠脉弦。大肠脉不数，火已去。脉弦为郁滞，痔核未消。嘱服消痔丸半月，再缩肛不感觉有物在，痔核已明显缩小。

　　诊治体会：嗜辛辣食物者，消化系统易火旺，火沿消化道向下游走，聚集在肛门处，时间长了易导致痔疮。临床常见两种类型，火毒型大肠脉数有力，症状特点为疼痛出血；湿热型大肠脉缓数，症状特点为疼痛不甚，瘙痒难当。

附：疾　脉

1.医家解说

"疾"是最早记载的脉象之一，《内经》屡屡论及。如：

　　来疾去徐，上实下虚，为厥巅病；来徐去疾，上虚下实，为恶风也。（《素问·脉要精微论》）

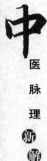

独疾者病。……其脉乍疏乍数,乍迟乍疾者,日乘四季死。(《素问·三部九候论》)

前条记载为病脉,后条记载为死脉。但《内经》并未对疾脉的脉象进行论述。

《脉经》虽未将疾脉列入二十四脉之中,却也多次论及疾脉。如称:

浮、沉、牢、结、迟、疾、滑、涩,各自异名,分理察之,勿急观变,所以别三部九候,知病之所起,审而明之。(《脉经·辨三部九候脉证第一》)

脉来疾者,为风也。(《脉经·迟疾短长杂病法第十三》)

心死脏,浮之脉实如豆麻击手,按之益躁疾者死。(《脉经·心小肠部第二》)

《脉经》将"疾"作为重要的脉象之一,论列疾脉所主之病亦与《内经》相同。但《脉经》特别指出疾脉为"心脉",值得诊者重视。

由于《脉经》未将疾脉列入二十四脉之中,后世医家对疾脉的认识产生了分歧。主要有两种意见:

其一,数、疾同类说。此说之代表者有崔嘉彦、张介宾、程观泉等。如称:

急疾曰数,脉最易见。(《四言脉诀》)

数脉,五至六至以上,凡急疾紧促之属,皆其类也。(《景岳全书·脉神章中》)

疾,一名极,总是急速之形,数之盛者也。(《诸脉条辨》)

其二,数、疾有别说。此说之代表者有滑寿、李中梓、王绍隆、张璐等。如称:

疾,盛也,快于数而疾,呼吸之间脉七至,热极之脉也。(《诊家枢要》)

疾为急疾,数之至极,脉流搏疾。(《诊家正眼》)

若一息六至,是为数脉,气行速疾,逾于常度,故曰属阳。

一息七至,气更速快,故曰疾。(《医灯续焰》)

　　疾脉者,呼吸之间脉七、八至,虽急疾而不实大,不似洪脉之既大且数,却无躁疾之形也。(《诊家三昧》)

迄今为止,这一争论仍在延续,脉学界尚难达成共识。主张数、疾同类说的认为,疾只是数之盛者,宜合为一脉。如赵恩俭先生说:

　　唯于数脉之外,又立疾脉,这可能是根据《内经》有这个脉名而立的。但是后世脉法已经将脉率的过快、过慢,都统括到数、迟两脉当中去了,超过六至的仍然是数,不及三至的仍然是迟,只有程度的不同,不必多立名目,这是合理的。(《中医脉诊学》)

但也有医家认为,疾脉与数脉不宜合为一脉。因为二脉的脉位不同:数脉三部皆可见到,其脉多浮;疾脉所应脏象为心,须左寸沉取。再者,疾脉有病脉,也有死脉。特别是死脉,脉率不但快到一息七至以上,而且节律凌乱,"乍迟乍疾",这也不是数脉能够包括得了的。

　　显而易见,争论的双方皆持之有故,言之成理,难以取得一致意见。但疾脉多为危重病证,值得研究。因此,特将疾脉附于数脉之后,以备参考。

　　2.脉案举例

　　寒凝心脉　董××,女,65岁。来诊时低头皱眉闭目不语。紧脉,脉率一息八至,即每分钟150次,无早搏。紧脉主病为寒,脉率虽快但体温不高,不是数脉而是疾脉。诊为寒凝心脉。心脉紧缩拘急,致使心向外泵出血量少,血少不能满足机体需要,心加速搏动以弥补供血量,故脉率快。治以祛寒通络。处方:

　　川乌9g　细辛5g　桂枝12g　海风藤20g　人参8g

　　薤白12g　当归15g　炒白芍15g　桂圆肉15g　黄芪25g

　　龙骨15g　牡蛎15g　炙甘草6g

第二天患者亲自来告:昨天两次服药后,便能抬头睁眼了,人也有

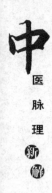

精神了。三剂服完来诊,疾脉无,脉率正常。再服三剂巩固而愈。

诊治体会:李时珍有"七疾八极,九至为脱"之说。故临床遇这么快的心率,心有顾虑。但处方对症,一服显效,六服而愈。这就是病疾脉与死疾脉的区别:病疾脉脉率虽快而不乱,说明心脏功能尚好,只要对症,药易发挥作用,症虽重可愈。

凡遇脉率快,医家多以火论治,此为举世通病。滑寿《诊家枢要》说:"疾,盛也,快于数而疾,呼吸之间脉七至,热极之脉也。"李中梓《诊家正眼》也有"疾为阳极"之说。此病例说明,脉率虽快但脉波为紧,紧脉主寒,再投以寒凉则雪上加霜,性命可忧。故脉率快者寒热属性要以脉波为准。脉率快并不是单纯血液流通快,而是还有寒凝滞血脉,故治疗祛寒的同时,必重用通络之品。

气虚心衰 黄××,女,75岁。自诉浑身无力,喘不上气,上楼梯二、三个台阶便喘半天。胸闷,夜深人静时有时能感觉到心在颤。左寸沉细紧无力,脉率一息七至左右,节律紊乱。《内经》曰:乍迟乍疾,此为死疾脉。左寸沉取候心,脉细为血虚,紧主寒,脉势无力为气虚阳虚,脉乍迟乍疾为心脏衰竭,寒邪凝滞气血。诊为心气、心阳、心血亏虚,寒邪凝滞心络。治以补心气血,温阳祛寒定悸。处方:

桂圆肉 12 g　柏子仁 12 g　人参 8 g　桂枝 12 g　黄芪 25 g
川乌 6 g　石菖蒲 9 g　熟地 12 g　分心木 15 g　龙骨 15 g
海风藤 12 g　阿胶 6 g　炒远志 10 g　炙甘草 5 g

服 3 剂后来复诊,自称感觉好多了,晚上睡觉也沉些。切脉紧无,脉仍细,乍迟乍疾仍然有,但发作次数较前减少。紧脉无,为寒邪去,病情有所好转。但脉细,乍迟乍疾,说明心脏衰竭仍然存在。寒去,则上方中去川乌、海风藤,加重阿胶。处方:

桂圆肉 12 g　柏子仁 12 g　人参 8 g　桂枝 12 g　黄芪 25 g
石菖蒲 9 g　熟地 12 g　分心木 15 g　龙骨 15 g　阿胶 9 g
炒远志 10 g　炙甘草 5 g

又服三剂后来称：现在走路只要不急，胸闷气喘的症状基本没有了，上楼梯还是要歇气，也比以前好多了。效不更方，又服三剂。切脉乍迟乍疾无，脉弦细、结。乍迟乍疾脉无，是心气、阳、血得以温养，心力得续。但脉结心脉仍有物阻，脉弦为心气滞血瘀。诊为心气、阳、血虚，气滞血瘀。遂将上方去远志，加丹参、瓜蒌。处方：

丹参12 g　瓜蒌12 g　桂圆肉12 g　柏子仁12 g　人参8 g
桂枝12 g　黄芪25 g　石菖蒲9 g　熟地12 g　分心木15 g
龙骨15 g　阿胶9 g　炙甘草5 g

连服六剂后来称：自感身上有劲了，家务活也可以干了。诊脉：心脉弦不甚，较以前有力，仍有脉结。病情趋于平稳。上方续服12天。身体总体情况不错，偶有早搏，但不耽误吃饭睡觉，家务活也能干。效果满意，治疗告一段落。

诊治体会：《内经》称："其脉乍疏乍数，乍迟乍疾者，日乘四季死。"说明见死疾脉预示病情凶险，但并非马上致命，若治疗得法，则生命可延也。

为死疾脉患者治疗存在的风险有两种：一是治疗的风险，心脏衰竭，心力不续，诊断治疗稍有不慎，心脏就会停止跳动；二是不可预测的风险，房颤病人常有心内组织脱落，脱落的物质随血液循环而阻塞血管，何时阻塞不可预测。

脉诊很关键，如诊为死疾脉很容易。关键要定寒热属性，沉取脉紧为寒，如把脉率快作为大热阳盛，施以寒凉之剂，可能即祸不旋踵。

治疗时中病即止。心脏衰竭病人正气大亏，补泄要恰到好处。川乌、海风藤，祛寒通络，过用耗伤心气血，见紧脉无则去。

不可一方到底。危重病证，病因复杂，病情多变，不可因一方有效则一用到底。如见弦脉主心气滞血瘀，立用丹参、瓜蒌。药随脉变。

分心木为核桃内隔，性平无寒热之偏，用于虚寒性房颤疗效很

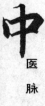

好。此取之施今墨老前辈用药经验,量用至 15 g 效好。

　　以上三节,介绍了缓、迟、数三脉,虽其脉势各有特点,但王叔和著《脉经》时,将三脉作为至数的标准,故以其脉率的快慢而命名。兹将三脉的脉率、脉势列表 5—1 如下:

表 5—1　缓、迟、数三脉的脉率与脉势

脉名	脉率	脉势
缓脉	一息四至或稍低于一息四至,以一息四至为典型	来去皆缓,"阴脉与阴脉同等",即来波与去波对称
迟脉	以一息三至为典型	"去来极迟",脉波无力鼓起向前,只能低平迟行,波高低于缓脉
数脉	一息五至以上,可达到七至以上,以一息六至为典型	"去来促急",脉波来盛去亦盛

第六章　疾徐结代类病脉(下)

一、结　脉

1.医家解说

结脉是在缓脉基础上节律失常的病脉,历代医家多有解说。如:

> 脉按之来缓,时一止复来者,名曰结。(《伤寒论·辨脉法》)

> 结者,脉来去,时一止,无常数,名曰结。(《难经·十八难》)

> 结脉,往来缓,时一止复来。(《脉经·脉形状指下秘诀第一》)

> 结脉缓而时一止,独阴偏盛欲亡阳。(《濒湖脉学》)

所述基本一致,主要包括两点:①脉之来去皆缓,为阴;②"时一止复来",没有常数。但是,还有一些需要讨论的问题。如:

(1)结脉定义?中医界有一种流行的说法,认为:结脉是在不数的基础上(可以是频率正常,或缓,或迟)时有一歇止,没有常数。这个定义完全用脉率来表示脉象,是无法确定病在何脏何腑的。因为按照这个定义,脉来时一止,而"阴盛则结"(《伤寒论》),则五脏六腑皆充满阴寒,岂不是两手寸、关、尺的三部九候都有一止?哪还能察到病的所在呢?

(2)脉位何部?结脉的位置在何处?有医家接受上述结脉的

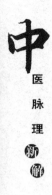

定义,认为确实两手寸、关、尺都可见到结脉。如刘冠军先生说:

> 左寸结脉,常由心阳不足,寒痰瘀阻,可见心悸、气短、胸
> 闷疼痛之疾;右寸脉结,常由气肺不足,痰饮壅结,可见咳喘胸
> 满、气逆痰鸣之疾;左关脉结,常由肝气郁结,气滞血瘀,可见
> 胁肋刺痛、胸闷太息之疾;右关脉结,常由脾虚失运,食滞脘
> 腹,可见纳呆嗳腐、脘腹满痛之疾;左尺脉结,常由肾精亏损,
> 筋骨失养,可见腰膝酸软、下肢痿弱之疾;右尺脉结,常由命门
> 火衰,阴寒内积,可见阳痿精冷、妇人宫寒之疾。(《中华脉
> 诊》)

这是说:人的心、肺、肝、脾、肾五脏乃至"命门"(古人认为两肾之间,即背椎第七椎旁有"命门",男为精室,女为胞宫),皆可诊到结脉。

事实上,每一种脉象都有其独有的特征,以与其他脉象相区别。所以,《素问·三部九候论》特别指出:要知病之所在,必察九候之"独"。结脉为缓中一止,缓主病为湿,乃是湿邪阻滞于心,致使心脏出现短暂的停跳,"时有一止"。人的其他脏器有病所出现的脉象,是不能称为结脉的。这样,就很清楚结脉的位置所在,不是六脉皆有,而是只在左寸沉部了。

(3)"一止复来"? 什么是"一止复来"? 这句话,若从字面上看,是比较好理解的。所谓"一止",是说脉的节律有一歇止,但时间很短,故有医家称为"一止复来"。至于如何"复来",就从无医家作出解释了。根据临床验证,结脉一止后,复来的力度和频率较一止之前有明显的变化:①止后复来的脉动频率,头三次搏动都快于止前的频率,脉三次快跳后方与止前的频率相同。②止后复来的脉搏的力度,头三次都要大于止前脉搏的力度:一止复来后第一次脉搏力度最大;第二次次之;第三次又次之。③到第四次以后,脉搏的力度始回到止前的力度。

2.结脉脉象 结脉脉象的几个主要要素如下:

第一，脉势。结脉的脉势基本上同缓脉一样，来去皆缓；惟一不同的是，结脉的脉波"时一止复来"。这就是说：结脉的来波从起点升起到落下后，其运动轨迹虽与缓脉相同，却突然会发生短暂的中断，又迅即跳起，其力度和频率均大于前，再接连两回依次递减，才恢复到起初的力度和频率。

第二，脉形。来波与去波同等，左右对称。脉形不同，主病也不相同。如：脉粗，主心阴津亏虚。缓、粗相兼中时有一止，为湿邪滞心，传导失司。治以滋阴祛湿通络。脉细，主病为心血虚。缓、细相兼中时有一止，表示心脏心虚有湿。治以补心祛湿通络。脉长，长表示脏腑功能不虚。缓、长相兼中时有一止，是脏腑不虚，而是湿邪阻滞心脉络。治以祛湿通络。脉短，短表示脏功能虚。缓、短相兼中时有一止，是心既虚又为湿邪阻滞。治以补心祛湿通络。脉高，高是心阳热亢盛的标志。缓脉高而时有一止，乃湿热阻滞心脉络所致。治以清热利湿通络。脉低，低而无力是心阳虚。缓脉低而时有一止，是心阳虚湿阻心脉。治以温阳祛湿通络。

第三，脉率。结脉的脉率多在一息三至或四至。其脉动时有止歇。其止歇的次数视病情而定：病重者止歇次数多；病轻者止歇次数少。

第四，脉位。左寸沉取。

3.脉案举例

邪阻心络　赵××，女，35岁。胸闷，心慌，浑身无力。诊为结脉。结脉不必分脉位，凡见结脉病位在心，因结脉为心律失常，心律为心所主。脉动中一止，为有病邪阻心络所致。何种病邪阻滞要查脉波。此病例心脉脉波紧，紧脉主寒，寒阻心络不能正常传导，心跳动中有止。治以温通心络。处方：

桂枝12g　细辛5g　络石藤20g　制川乌9g　人参9g

黄芪15g　桂圆肉15g　柏子仁12g　当归15g　红花6g

生甘草3g

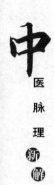

服药 3 剂后,自感明显好转。脉动中无止。再服 6 剂巩固疗效。

诊治体会:年轻人身体功能尚好,遇有结脉多为邪阻心络,邪去即愈。关键在诊查心内为何病邪,对症下药效果显著。临床常见心内病邪有寒、湿,相对应的脉波为紧、缓。

寒凝心络 黄××,女,55 岁。身高一米八,膀大腰圆,但胸闷,无力,心有时突然不跳了,感觉非常难受,半天缓不过来。医院诊为冠心病,既服中药又打吊瓶疏通血管,疗效不显。前来求诊。切脉左寸沉取脉紧,时有一止,此为结脉。左寸沉取候心,紧脉主寒,寒凝血脉供血缓慢则胸闷无力;寒凝心络导致心电传导受阻,心跳时有一止。应治以祛寒通络,宽胸理气。医院疏通血管虽然可用,但寒凝不除病不能愈。处方:

瓜蒌 20 g 薤白 15 g 桂枝 12 g 海风藤 20 g 人参 8 g

当归 15 g 桂圆肉 15 g 红花 6 g 熟地 15 g 甘草 3 g

服之立效,三剂而愈。

二、促 脉

1. 医家解说

促脉是在数脉基础上节律失常的病脉,与结脉的情况正好相反。何谓促脉？张仲景和王叔和的解说最具代表性:

> 脉来数,时一止复来,名曰促。(《伤寒论·辨脉法》)

> 促脉,来去数,时一止复来。(《脉经·脉形状指下秘诀第一》)

他们的解说虽然简短,却相互补充,道出了促脉的两个特点:一是来波与去波都与数脉相同;一是脉波运动中"时一止复来"。另外,《难经》还指出促脉的第三个特点,是"无常数"。后世医家多以张、王之说为典范。

虽然后世医家多秉承张仲景、王叔和之说法,但也有不以张、王之说为然，而提出另说的。主要有以下四种观点：

其一，促者数甚说。有医家认为：促脉的特征不在于是否有"一止"，而在于"脉之疾促"。如方龙谭在《家秘》中说："盖促者数之甚，数者促之源，先数而后促。此至数之极也。"这是将促脉与数脉混为一谈了。其实，"数之甚"仍是数脉，它与数中有止的促脉是有明显的区分的。

其二，"并居寸口"说。此说流传甚广，首倡者为《脉诀》，称："促者阳也，指下寻之极数，并居寸口，曰促。"对此，李时珍在《濒湖脉学》中驳之曰："《脉诀》乃云并居寸口，不言时止者谬矣。数止为促，缓止为结，何独寸口哉？"《脉诀》的要害是：将促数之"促"解为疾促之义，不认识这个"促"字具有"脉来数，时一止复来"的特定含义。

其三，数中少至说。清代医家康应辰在《医学探骊》中对促脉数中有止表示怀疑，写道："夫缓中有止，脉气不续，理之常也。至于数脉，其脉已失本真，如急流之水，稍停不得，数中又何能容一止？若必谓数中有止，乃理之变也。"这是将数比喻为"急流之水"，所以不能有"一止"，肯定是不恰当的。赵恩俭先生则认为："康氏意见有一定的保留价值"，因为"结合实践确实是数而进一止的促脉远比缓而时一止的结脉要少"。讨论的焦点是："数时一止"的有无问题，不是"止"的出现次数多少的问题。只要数时有止，不管止多还是止少，都不能否认它是促脉。

其四，数止趋蹶说。明末医家李中梓《诊家正眼》说："促为急促，数时一止，如趋而蹶。"对于此说，医家多不重视。实际上，这是对张仲景、王叔和之说的一个重要补充。张、王只说"一止复来"，复来后的脉波有何变化，则并未涉及。这不能不是一个缺憾。《诊家正眼》正好弥补了这一不足，它用"如趋而蹶"来比喻复来后脉波的频率和力度的变化：头几次其频率和力度都要大于止前，稍后才恢复到止前的情况。

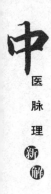

在以上四说中,前三种皆难成立,惟有最后一说是有一定价值的。不过,临床常有假性促脉出现,是必须要注意的。人在激烈运动后,或者在心情紧张时,有时也会导致脉率加快有"一止"的情况,但经过休息或放松后,"一止"也就随之消失。这并不是真正的促脉,是必须加以区别的。

2.促脉脉象 促脉脉象的几个主要要素如下:

第一,脉势。促脉的脉势基本上同数脉一样,来盛去亦盛;惟一不同的是,促脉的脉波"时一止复来"。这就是说:促脉的来波从起点升起后,其运动轨迹虽与数脉相同,却突然会发生短暂的中断,又迅即跳起,其力度和频率均大于前,再接连两回依次递减,才恢复到起初的力度和频率。

第二,脉形。来波与去波相对,左右对称。数脉主病为火,促脉亦然,但指下脉形不同,治病之方也要加以变化。如:脉粗,主火伤心阴。《素问·脉要精微论》称:"粗大者,阴不足,阳有余"。数、粗相兼中时有一止,为心阴亏火旺。治以滋补心阴,清心降火。脉细,主病心血虚。数、细相兼中时有一止,是心血虚火旺。治以补心血清心火。脉长,表示心脏功能不虚。数、长相兼中时有一止,心脏不虚,乃火壅塞心脉络所致。但病程尚短,正气未伤,治以清心降火。脉短,表示心脏功能虚。数、短相兼中时有一止,乃心脏气虚无力运血所致。治方与脉细同。脉高,表示阳热亢盛。数脉高而时有一止,是阳极欲亡阴。可根据治疗火入血分或热极动风的方法,选用犀角地黄汤、羚角钩藤汤等加减运用。脉低,表示心气虚无力鼓动。数脉低而时有一止,乃心气虚火壅塞心脉络所致。治方与脉细同。

第三,脉率。促脉的脉率一般为一息六、七至,甚至在一息七至以上。其止歇的次数视病情而定:病重者止歇次数多;病轻者止歇次数少。

第四,脉位。左寸沉取。

3.脉案举例

外感风寒　华××，男，26岁。感冒发热，体温38.6℃。头痛，流清涕。六脉浮数紧，一息六至，时有一止。六脉俱浮病在表，数主发热，紧主寒，为外感风寒发热。脉率快一息六至因发热所致，时一止寒邪影响到心脉故有一止。治以解表散寒。处方：

苏叶12g　桂枝12g　生姜15g　防风12g　荆芥12g

海风藤15g　黄芪25g　白芍12g　当归12g　熟地12g

生甘草3g

水煎服3剂，药后汗出而愈。

诊治体会：一般医家所说的"数"，是指脉率一息六至为数。但导致促脉的病因可有多种，而不是一种。那么，光知道一息六至时有一止复来还不够，必须结合脉波才能定性。此案例通过脉波紧才诊为外感风寒，散寒解表而愈。所以，张、王论促脉没有脉波，应该是个缺陷。

另外，只讲促脉主病为火，对后世也产生巨大负面影响。李时珍《濒湖脉学》说："促脉惟将火病医，其因有五细推之。时时喘咳皆痰积，或发狂斑与毒疽。"后来医者见发热脉率快多按火治者，比比皆是，包括一些名医之医案，外感风寒案药多用辛凉银翘解毒散，冰伏寒邪致使病难愈。

外感风热　钱××，男，42岁。发热38.2℃，头痛，咽痛。六脉浮数，时有一止复来。六脉俱浮为外感病，数脉脉波来鼓去亦鼓，主病为火，诊为外感风热，风热病邪壅滞心脉时有一止。即所谓流感。治以辛凉解表。处方：

金银花15g　连翘15g　薄荷9g　蔓荆子9g　牛蒡子12g

竹叶9g　淡豆豉12g　荆芥10g　玄参12g　生甘草3g

服3剂而愈。

诊治体会：此案促脉与《伤寒论》所论促脉相一致，临床使用，诊断明确，针对性强。

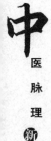

三、代　脉

1. 医家解说

代脉同结脉、促脉一样,都是节律失常的病脉。历代医家的解说甚多,兹以张仲景、王叔和、李时珍三家之说为例:

> 脉来动而中止,不能自还,因而复动者,名曰代,阴也,得此脉者必难治。(《伤寒论·辨脉法》)

> 代脉,来数中止,不能自还,因而复动,脉结者生,代者死。(《脉经·脉形状指下秘诀第一》)

> 代则来缓,止不能回。(《濒湖脉学·四言举要》)

以上三家所论,说明代脉有两个主要表现:一是脉来有止;二是不能自还。但什么叫"不能自还"或"止不能回",都没有交代清楚。再是代脉的脉率为何,《脉经》说是"来数中止",《濒湖脉学》说是"代则来缓",却不相同,究竟以何者为是? 这都是需要进一步讨论的。

来波数缓? 代脉的来波是数还是缓?《伤寒论》只说"脉来动而中止",并没有直接说明脉来的数缓问题。《脉经》虽然明确指明"代脉来数中止",但后世医家极少引用,可见并不被普通认可。

高阳生《脉诀》提出了与《脉经》不同的看法,称:

> 代为阳也,指下寻之,动而复起,冉冉不能自还,曰代。(《脉诀·九道脉》)所谓"冉冉",是形容缓缓而进。这实际上是说代脉的脉波为缓。作诗说:"代脉时时动若浮,再而复起似还无。"到了明代,医家根据临床实践普遍认为代脉的脉波为缓。如李梴《医学入门》称:"代,更代也,先见涩濡定止方见代脉。""涩"之义为"细而迟","濡"之义为"浮而柔",都是形容来波是缓。李时珍在《濒湖脉学》中还有比较促结代三脉的相类词云:

> 数而时止名为促,缓止须将结脉呼。

止不能回方是代，结轻代重自殊途。

意思是说：结脉与代脉，皆为"缓止"，不过结脉病轻，代脉病重，这是二者之间的另一重大差别。

可见，代脉来数来缓的问题，到明代可以说是基本定论了。迄今之医家仍然墨守《伤寒论》"脉来动而中止"之说，不知与时俱进，这势必会导致在临床时犹疑难决，是不利于确诊病情的。

"不能自还"？"不能自还"是什么意思？《脉诀》的解释是："指下寻之，动而复起，冉冉不能自还。"元代滑寿在《诊家枢要》中进一步解释说："代，更代也。动而中止，不能自还，因而复动，由是复止，寻之良久，乃复强起为代。"他们的解释很难令人满意。为什么这样说呢？

首先，如何"复动"的？按《脉诀》的说法，是"指下寻之，动而复起"。照滑寿的说法，是"（指下）寻之良久，乃复强起"，都认为指下寻之才复动。这是没有道理的。主要的问题是：如果脉不动的话，光靠指下寻之脉就能动吗？所以，"不能自还"的错误的，起码也是不准确的。似乎还可以作进一步的思考，既然前人的表述不当，那就没有必要还继续袭用其说法了。作为后来人，应该尊重前贤，但不可泥古。将"不能自还"改称"不能即还"，岂不更为恰当！

其次，"良久"是多久？自滑寿说"寻之良久，乃复强起"后，后世医家多从之。如李中梓《诊家正眼》称："代为禅代，止有常数，不能自还，良久复动。""良"字在这里是用为表示程度的副词，相当于"甚"或"很"。《正字通》云："良久，颇久也。"这样，"良久复动"一句，就是说脉停了很久时间才又"复动"起来。所以，这句话也是错误的，因为既不合理，也不符合实际情况。为此，赵恩俭先生特地给"良久"作了注释："良久是指超过一次脉搏周期的时间，最多亦不过是两次左右的时间，不是很久很久的时间。"赵先生的注释是对的，也是必要的。

当然，古代医家之所以用"止后良久复动"来表示代脉，是为了

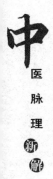

与结脉、促脉"一止复来"相区别,用心可谓良苦。但由于用词不当,反而造成了许多不必要的误解。其实,以止后复动的情况而论,代脉与结脉、促脉的区别主要有二:其一,结脉、促脉是"一止复来",也就是"一止即来",止的时间很短暂,不超过一次脉搏周期的时间;代脉却不是"一止即来",止的时间比结脉、促脉稍长,约在两次脉搏周期的时间。其二,结脉、促脉的"一止复来"是:止后脉波的力度和频率均大于前,经过两次递减后才恢复到止前的力度和频率;代脉则不同,止后脉波的力度和频率仍然与止前相同。

两种代脉? 由于前人对代脉的表述比较混乱,很难给代脉规定一个明确的定义,所以许多医家认为:"凡是促脉、结脉以外的节律不整的脉都是代脉。""乍大乍小,乍数乍疏,完全没有规律"的脉,也是代脉。那么,它们真的是两种代脉吗?

最早,《灵枢·根结篇》提到过代脉显现"乍数乍疏"之象。对此,明代张介宾《景岳全书》称:"乍数乍疏,或断复而起,均名为代。代本不一,各有深义。"又称:"凡忽大忽小,乍迟乍数,倏而更变不常者,均谓之代。"此说一出,得到后来许多医家的认同。如日本对脉学颇有研究的丹波元简在《脉学辑要》中说:"代脉诸说不一,然张景岳所论尤为允当矣。"赵恩俭先生也认为:"诸说不一,是因为古人往往各明一义,所以张景岳说的更变不常则均谓之代,是正确全面的。"并概括代脉的主要表现有三:①"脉来动中止,不能自还,良久方至";②"定数中止";③"乍大乍小,乍数乍疏,完全没有规律。"

其实,细读《内经》,便可发现以上说法并不符合原义。《内经》称:

> 持其脉口,数其至也。五十动而不一代者,五脏皆受气。四十动一代者,一脏无气。三十动一代者,二脏无气。二十动一代者,三脏无气。十动一代者,四脏无气。不满十动一代者,五脏无气,予以短期,要在终始。所谓五十动而不一代者,

以为常也，以知五脏之期。予以短期者，乍数乍疏也。（《灵枢·根结篇》）

体会《内经》所论，可以得出两点认识：第一，"定数中止"具有阶段性。代脉主病为心脏衰竭。脉搏五十动而不一代者，属于正常人。四十动一代者，还是患病的早期。如果得到正确的治疗和保养，可能向好的方面发展，恢复到五十动不一代的正常状态。反之，如果失治或误治，可能从四十动一代发展到三十动、二十动甚至十动一代，病情便越来越重了。第二，"乍数乍疏"为代脉后期。《内经》把"不满十动一代者，五脏无气"称为"短期"，实际上是指代脉发展的后期，即危重期。这时的脉象就变得"乍数乍疏"了。由此可见，"定数中止"是代脉前期脉象的特点，"乍数乍疏"是代脉后期脉象的特点，把它们当作两种不同的代脉，是不正确的。

2.代脉脉象　促脉脉象的主要要素如下：

第一，脉势。代脉和结脉一样，都是在缓脉的基础上发展起来的，来去皆缓。二者不同的是：①结脉止而即来；代脉稍迟（一般两倍于结止的时间）方来。②结脉止而不定；代数止有定数。③结脉病轻；代脉病重，其脉象若变成"乍数乍疏"，便进入危重期了。这样，代脉的来波从起点升起后，其运动轨迹与结脉相同，但出现的中断要稍长于结脉，然后又回到原来状态。

第二，脉形。代脉的脉形，其前期是"时时动若浮"，"复起似还无"。到了后期，则是"乍沉乍浮，乍大乍小"，"不可为度"了。

第三，脉率。代脉的脉率与结脉同，但相较之下显得涩濡无力。惟其脉止后，仍会恢复到原来的脉率。

第四，脉位。左寸沉取。

3.脉案举例

虚无实邪　孙××，女，80岁。一个月来精神萎靡，卧床懒动，没有食欲，其子女送来求诊。诊脉：代脉，三十动有一止。脉三十动有一止，止不能自还，为心脏虚衰无力，心脏无力搏动，对全身各

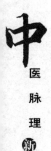

部供血均不足:大脑缺血精神萎靡;胃缺血不思饮食;气虚少气懒言。病为虚无实邪,故不痛。治以补益心脏。处方:

人参6g　桂圆肉15g　冰糖15g　大枣6个　柏子仁6g

五味子3g　麦芽10g　陈皮3g

上药酸甜口味不错,老人也喜欢喝,喝了几天比以前有精神了。半月后再诊,脉四十动一止,嘱继续服用上药。

诊治体会:代脉脉波无力鼓起而低平,低平为阳虚;动中有止,不能自还为气虚;脉形细弱为血虚。故用药时必须要兼顾而不可偏废。

以上三节介绍了结脉、促脉、代脉三种病脉的脉象,但其脉率和脉势各不相同。如表6-1所示:

表6-1　结、促、代脉的脉率和脉势

脉名	脉率	脉势
结脉	多在一息三至与四至之间	来去皆缓,时有一止,脉波跳动三次后复原
促脉	一般为六、七至,或达七至以上	来去皆数,时有一止,脉跳动三次后复原
代脉	与结脉同,但涩濡无力	来去皆缓,一止时间稍长,脉动无力

第七章　来去弦直类病脉

一、弦　脉

1.《内经》论述

《内经》对于弦脉的论述如下：

> 肝脉弦。(《素问·宣明五气篇》)

> 其气来，软弱，轻虚而滑，端直以长，故曰弦。反此为病。……其气来，实而强，此谓太过，病在外。其气来不实而微，此谓不及，病在中。(《素问·玉机真脏论》)

> 平肝脉来，软弱招招，如揭长竿末梢，曰肝平。……病肝脉来，盈实而滑，如循长竿，曰肝病。死肝脉来，急益劲，如新张弓弦，曰肝死。(《素问·平人气象论》)

《内经》的以上论述，主要讲弦为亦平亦病之脉，既是平脉的脉象，也是病脉的脉象，但平脉之弦与病脉之弦却有不同，并指明了二者的区别。

2.医家解说

《内经》问世以后，医家对弦脉提出许多解说，既丰富了《内经》的论述，也有助于人们对弦脉的认识和理解。兹以张仲景、王叔和、李时珍三家的解说为例：

> 脉浮而紧者，名曰弦也。弦者状如弓弦，按之不移也。(《伤寒论·辨脉法》)

> 弦脉，举之无有，按之如弓弦状。一曰：如张弓弦，按之不

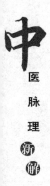

移。又曰：浮紧为弦。（《脉经·脉形状指下秘诀第一》）

弦脉，端直以长，如张弓弦，按之不移，绰绰如按琴瑟弦，状若筝弦，从中直过，挺然指下。（《濒湖脉学》）

3. 平病之辨

《内经》论述也好，诸家解说也好，都有一些问题提出来讨论。但首先要辨明是平脉还是病脉。

《内经》指出，弦脉为亦平亦病之脉，故特别强调平病之辨，即要分两步走，先认识弦平脉与弦病脉的共同特征，然后再辨明二者的相异之处。

第一步：先识共同特征。无论弦平脉还是弦病脉，其来波皆如弓弦，"端直以长"。这是二者的共同特征。但在这里要注意：所谓"端直以长"，只是指感下的"端直以长"，而不是事实上的"端直以长"。实际上，弦平脉和弦病脉都是有脉波的。

第二步：再明相异之处。弦平脉与弦病脉，二者虽皆来波"端直以长"，但二者的指感却迥然有别：弦平脉"气来软弱，轻虚而滑"，"软弱招招，如揭长竿末梢"；弦病脉"气来实而强"，"盈实而滑，如循长竿"。《内经》运用对比的方法，说明平脉"软弱，轻虚而滑"，像高举的长竹竿末梢那样微微摇摆；病脉则"实而强"，"盈实而滑"，像顺着长竹竿摸一样坚硬。

4. 辨脉之法

汉代以来，医家在《内经》论述平病之辨的基础上，尤注意辨脉的操作方法。这种辨脉方法主要有两条：一是轻重之法；一是举按之法。

其一，轻重之法。汉代医家持脉时，讲究分清"脉有轻重"。对此，《伤寒论》和《难经》都有详细说明。如《难经》称："实持脉如三菽之重，与皮毛相得者，肺部也。如六菽之重，与血脉相得者，心部也。如九菽之重，与肌肉相得者，脾部也。如十二菽之重，与筋平者，肝部也。"

其二,按举之法。汉代医家在运用轻重之法的同时,也有时运用按举之法。如《难经》先设问:"肝肾俱沉,何以别之?"继之答曰:"牢而长者,肝也。按之濡,举指来实者,肾也。"又称:"如十二菽之重,与筋平者,肝部也。按之至骨,举指来疾者,肾部也。"这就是按举之法的例证。"按之"与"举指"合用,即按举之法也。

到了晋代,对按举之法的运用更加频繁,也更为成熟。这充分地反映在王叔和所著的《脉经》一书中。他将"按"的指感分为三种情况,即"按之有余"、"按之不足"和"按之不移";"举"的指感也分为三种情况,即"举之有余"、"举之不足"和"举之无有"。

根据按举之法,《脉经》说:"弦脉,举之无有,按之如弓弦状。"随后又注解曰:"如张弓弦,按之不移。"对此,有医家提出质疑,认为《脉经》"举之无有"之说是错误的。如清代医家黄琳所著《脉确》称:"《脉经》谓'举之无有',按疟脉有浮弦者,未尝举之无有也。……谓弦脉'举之无有',疑其误也。"《脉确》之误有二:①其所引"疟脉有浮弦者",是指浮脉与弦脉相兼,"浮"在这里并不指浮位。②何况弦脉既见于浮位,也见于沉位,不是只见于浮位。弦脉是肝的本脉,而肝脉与肾脉均在沉位,如何区别?《难经》就是运用按举之法来加以区别的。可见,对弦脉来说,或浮取或沉取,与《脉经》所说"举之无有"是完全无关的。

何谓"举之无有"?"举之"或称"举指",并不是将切脉的手指移开,而是将指下之力稍减。"举之无有"与"举之有余"是相对的,与"举之不足"相比也是有差别的。"举之有余"是说,若举指,指下仍能感觉到脉的张力;"举之不足"是说,若举指,指下明显感觉到脉的张力减弱;"举之无有"则是说,若举指,指下完全感觉不到脉的张力了。

弄明白"举之无有"的意思,再来读《脉经》关于弦脉的解说,便容易理解了。《脉经》说:"弦脉,举之无有,按之如弓弦状。""举之无有"之前,必先有初按,否则就不会"举之"。既然"举之无有",又

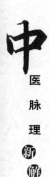

称"按之如弓弦状"，则此句的"按之"必是复按（指下再用力）。《脉经》的文字虽然简约，还是可以解释清楚的。可见，《脉经》称得上运用按举之法辨脉的典范。对《脉经》有关弦脉解说的质疑，是难以成立的。

5.弦脉脉象

弦为亦平亦病之脉，这里只就弦病脉的主要要素略述如下：

第一，脉势。关于弦脉的脉势，《素问》说"脉来盈实而滑，如循长竿"，《伤寒论》说"状如弓弦，按之不移"，《濒湖脉学》说"状若筝弦，从中直过，挺然指下"。《濒湖脉学》的弦脉体状诗有不同版本，兹录其一种如下：

> 弦脉迢迢端直长，张弛力大如弓张。

> 按之不移从中过，轻虚而滑指挺然。

此诗较好地概括了弦脉脉势的特点，但也存在很大的不足。

古代医家并不认识各种脉的脉势与脉波的运动形态变化有关，只是直觉地捕捉到脉有来波和去波。这已经是对脉学的重大贡献了。其实，来波和去波便构成了脉波。弦脉也有来波和去波。不过，由于弦脉的来波和去波都是斜率很小，所以，弦脉的脉波的长度便变得极长，其高度又变得极短。这样，诊时自然会出现"端直以长"的指感了。

第二，脉形。弦脉的脉形特点，是长和直。所谓"直"，是指感下的直，"长"即感觉指下满指，满部都有脉，似成一条直线，故比之为弓弦、琴弦、筝弦等。这也是弦脉之所以得名之由来。

第三，脉率。弦脉的脉率不定，可为正常脉率，但可高到一息五至、六至，甚至达到七、八至，也可低到一息四至以下。脉应脏象，弦脉的脉率高低完全根据其所主之病而变化。如：肝经实火，其脉率同于数脉，可达到一息五、六至，乃至七至以上；风寒夹虚，其脉无力，脉率同于迟脉，为一息四至以下。

第四，脉位。弦脉的脉位在何处？或根据《脉经》"举之无有"

的说法,认为弦脉只能沉取。或认为弦脉只能浮取。如元代医家李杲说:"盖弦脉,总见于浮。"其实临床实践证明,弦脉的脉位并不固定,一般浮取明显,寸部、关部可得;沉取则尺部可得。《濒湖脉学》有弦脉主病诗云:

> 肝胆脉弦阴阳分,饮痰寒热疟缠身。
>
> 浮沉迟缓须分别,大小单双有重轻。
>
> 寸弦头痛膈多痰,寒热癥瘕察左关。
>
> 关右胃寒胸腹痛,尺中阴疝脚拘挛。

正是对这一问题的明确回答。

6.脉案举例

病实血虚　王××,男,75岁。两年前,后背长一肿瘤,手术切除后又作放疗。查血红蛋白3 g/dl,站一会儿就会晕倒,多方治疗无效。每星期输一次血维持。切脉左寸、关、尺浮取弦硬有力。《脉经》曰:"三部俱浮,直上直下者,督脉也。"病位在督脉。

左手主许多脏腑,如何区分脏腑与督脉? 督脉的部位从会阴出,沿脊柱里面上行,至项后风府穴入头。其经过的部位长,从上到下包含了寸、关、尺全部诊查部位,在寸、关、尺皆有表现。故寸、关、尺皆在浮取,脉象全部弦硬,此为督脉。如果寸、关、尺浮沉不同,脉象不同,则不是督脉。

西医的贫血与中医的血虚有许多相同之处。血虚脉应细微无力,脉与病相符;今血虚其脉反坚硬有力,脉与病不相符。《素问》曰:"形气相失,谓之难治。"因其形体虚,病气实,故难治。

此病例只知血虚,医院大剂补血,不知病气实,影响生血,病不去血不生。病人督脉弦硬,为督脉病气实,背部多次放疗,放射线灼伤督脉,督脉行于脊里,属肾上行于脑,与脑、脊髓、肾关系密切。督脉伤,经络的感应传导、调节协调脏腑的功能失司,脏腑难以化生气血;脊髓少髓海不足,头为之苦倾,站起即晕倒。故治疗不可专司补血,督脉应为重点。督脉硬,必须软坚散结,通络补血。处

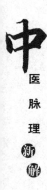
方：

　　葛根 15 g　穿山甲 5 g　莪术 12 g　三棱 12 g　黄芪 30 g

　　太子参 30 g　炙鳖甲 20 g　熟地 20 g　龟板胶 9 g

　　当归尾 15 g　白芍 15 g　麦芽 15 g　山楂 12 g　神曲 12 g

　　鸡内金 10 g　生甘草 3 g

上方加减共服用 25 服。查血红蛋白为 7 g/dl。已不晕倒，也不用输血了。患者及家属都很满意。再想继续上升则很难，遂结束治疗。

　　癃闭不通　张××，男，38 岁。来诉几天小便不出尿。切脉左尺浮取弦有力，右寸沉取弦有力。左尺浮取候膀胱，弦而有力为膀胱气郁不降，小便不通。再考虑脏腑之间的相互联系和影响，弦脉气滞为气病，肺主气，调节气的升降出入，肺气在上不宣发，膀胱下气便不得降，导致小便不通。处方：

　　桔梗 12 g　苏叶 12 g　沉香 9 g　石苇 15 g　滑石 15 g

　　当归 15 g　陈皮 10 g　白芍 15 g　冬葵子 15 g　王不留行 12 g

　　生甘草 3 g

第二天患者来告：从晚上开始尿，已经尿半桶了。切脉膀胱脉缓，气机已畅。嘱其药量减半，服完 3 剂而愈。

　　清阳不升　1996 年，家父时年 72 岁，应邀到台湾参加一次学术会议，当时两岸往来须在香港转机，一路十分辛苦，回来后腹泻，诊为过敏性结肠炎。省城中西医治疗半年不效，体重下降近 20斤，便回到威海。诊脉：右关沉取脉弦有力，右尺浮取脉弦有力。右关沉取候脾，右尺浮取候小肠，脾、小肠为消化吸收主要场所。脾、小肠脉弦有力。久泄形瘦为虚，脉应无力，今脉反而有力，为病与脉不符。为何脉弦有力？认真辨析：脉弦有力，脾虚清阳不升而泄，不能因脉有力而辨为实证，若一旦按实证治之则必重伤元气。久泄必虚，而脉还有力，何以致此？原来脾虚无力升清阳，也无力降浊阴，故浊阴在脾脉弦有力。治以升清降浊，补中益气。处方：

黄芪 30 g　党参 20 g　白术 30 g　当归 15 g　升麻 4 g

柴胡 5 g　枳实 15 g　陈皮 9 g　车前子 15 g　茯苓 15 g

白扁豆 15 g　砂仁 5 g　生甘草 3 g

服 2 剂后腹泻次数减少。切脉弦细无力。脉弦有力为浊气不降，现弦细无力为浊降清阳未升。治以升清补中益气。加人参增加补中益气升清之力，去枳实减降浊之力防伤中气。处方：

人参 8 g　黄芪 30 g　党参 20 g　白术 30 g　当归 15 g

升麻 4 g 柴胡 5 g　陈皮 9 g　车前子 15 g　茯苓 15 g

白扁豆 15 g　砂仁 5 g　生甘草 3 g

服 3 剂后自感腹泻好转，再服 5 剂以固疗效。治愈后迄今 15 年未见复发。

诊治体会　此例先是治疗半年不愈，今则十天病除。此乃前医之治，以固涩止泻为主，不知脉弦为清阳不升，补中益气可一朝而愈。

二、紧　脉

1. 医家解说

《内经》中屡次提到紧脉。《史记·扁鹊仓公列传》张守节正义引《素问》曰："脉短实而数，有似切绳，名曰紧也。"这是关于紧脉的最早论述。汉代以降，医家解说紧脉者渐多，兹选录张仲景、王叔和、高阳生、滑寿、张介宾、李时珍诸家的解说为例：

紧脉者，如转索无常也。（《伤寒论·辨脉法》）

紧脉，数如切绳状。一曰如转索之无常。（《脉经·脉形状指下秘诀第一》）

紧者阳也，指下寻之，三关通度，按之有余，举指甚数，状若洪弦，曰紧。（《脉诀·七表脉》）

紧，有力而不缓也。其来劲急，按之长，举之若牵绳转索

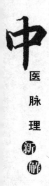

之状。(《诊家枢要》)

　　紧脉，急疾有力，坚搏抗指，有转索之状，凡弦数之属，皆相类也。(《景岳全书》)

　　紧脉，来往有力，左右弹人手，如转索无常，数如切绳，如纫箄线。(《濒湖脉学》)

各家对紧脉的解说可谓五花八门，致使后世医家如坠五里雾中，摸不着头脑。所以，首先要把几个关键词组的意思弄清楚：

　　其一，"如切绳状"。何谓"切绳"？或认为："(切绳)是指拉紧而张力强的绳。"将"切"解释为"拉"，是极其牵强的。其实，这个"切"不是"切断"之"切"，不能读 qiē，而应读 qiè，是两物相摩擦的意思。《淮南子·俶真》高诱注："切，摩也。"王安石《汴说》"肩相切"，即用此义。所以，"切绳"者，摩绳也。亦即搓绳或纺绳。"如切绳状"是说：紧脉之来，像搓绳或纺绳那样紧绷。

　　其二，"如纫箄线"。"箄"，即竹笼。"如纫箄线"是说：紧脉像编竹笼的竹篾那样劲挺。"如纫箄线"与"如切绳状"一样，都是形容指下之脉的急疾有力。

　　其三，"转索无常"。"转索"即"切绳"，指搓绳或纺绳。"无常"是什么意思？尚无人作出明确的解释。而"无常"一词正是正确理解"转索无常"的关键所在。"无常"是佛家语。《涅槃经》云："是身无常，念念不住，犹如电光、暴水、幻炎。"很明显，"无常"是变动而不稳定的意思。"转索无常"之句话，是说指下的脉紧不是处于稳定的状态。把它同"左右弹人手"一句联系起来，意思就非常清楚了。

　　其四，"左右弹手"。李时珍所引"左右弹人手"一句，系来自《内经》。戴启宗《脉诀刊误》说这是写"紧脉之状"。张介宾说紧脉为"弦数之属"。沈金鳌称："数而弦急为紧。其象来时劲急，按之长，左右弹指，举之若牵绳转索之状，又名急脉。"可见，"弹人手"者，弹诊者所按之指也。

怎样才是"左右弹指"呢？张仲景《金匮要略·痉湿暍病脉证治第二》称："夫痉脉，按之紧如弦，直上下行。"这句话对理解"左右弹指"是一个很好的启示。"痉脉"并非脉名，而是指痉病的脉。痉病为紧脉所主之病，故所说"按之紧如弦，直上下行"，讲的就是紧脉的脉势。"直上下行"是说：脉之来弦直，其势似向上行，随后其势又似向下行。从诊者的角度看，向上弹指就是左弹，向下弹指就是右弹，故合称为"左右弹人指"。这也就是为什么把紧脉又形容为"转索无常"的原因所在。

2.紧脉脉象　弄明白了以上关键词组的含义，再来探讨紧脉脉象的几个主要要素就比较容易了。

第一，脉势。紧脉的脉势是来去急疾有力，按之脉长，若"牵绳转索之状"。尤其是"左右弹指"，成为其独有的特征。

第二，脉形。脉体直而长，似搓紧的绳索。紧脉主寒，寒性收引，故脉多粗细适中或细紧。脉粗细适中为脏腑不虚，感受寒邪病程尚短，正气未伤。脉细、紧相兼，则为血虚受寒，治以补血祛寒。脉长为脏腑功能不虚，紧而有力乃寒邪盛，治疗应根据外感内伤，或发汗解表，或温通泻下。脉短则为脏腑功能虚，为气虚受寒，治以补气祛寒。

第三，脉率。紧脉主寒，分外感和内伤两类。外感者两手寸、关、尺浮、沉取俱紧，或两手寸、关、尺俱浮紧，脉率快。李中梓《医宗必读》说："数与紧皆急也。脉数以六至得名，而紧则不必六至。"就是说：脉率一般在一息四、五至。

但是，也有例外的情况：①外感风寒脉俱紧而不发热者，脉率多在正常范围。②单部见紧脉为内伤杂病不发热者，脉率也多在正常范围。

第四，脉位。紧脉主病为寒，但出现在寸、关、尺的部位不同，所主病证也不相同。常见的紧脉病证有：

其一，脉阴阳俱紧。寸、关、尺浮取为阳脉，沉取为阴脉，皆见

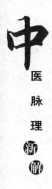

紧脉,是伤寒初期脉象的典型特征。伤寒之病,多以风寒得之。治疗应先解表,解表药中加温通之品效果更佳。

其二,寸口浮而紧。浮则为风,紧则为寒。此脉在两手寸、关、尺浮取皆紧,沉取不紧。得病之由,多系伤寒脉阴阳俱紧治疗后,药性过于温热而解表之力不足,导致内寒去而表尚未解。仍可治以解表。

其三,尺寸脉皆牢。《脉经·平奇经八脉病第十九》称:"尺寸脉俱牢,直上直下,此为冲脉。"此脉的位置在右手寸、关、尺沉取皆紧,病在冲脉。临床可见腹病,冲脉循行的部位板硬。治以温中降寒,不可解表发汗。

3.脉案举例

外感风寒　张××,男,40岁。自诉身体疼痛,疲劳无力。切脉阴阳俱紧。《伤寒论·辨太阳病脉证并治法上第五》曰:"太阳病,或已发热,或未发热,必恶寒,体痛,呕逆,脉阴阳俱紧者,名曰伤寒。"北方地区的"伤寒"是外感风寒。外感风寒易使人感冒,有发热、流涕、咳嗽、呕吐等症状。临床所见外感风寒的症状,多为身痛,疲劳。医院多诊为亚健康,没有治疗办法。延以时日,风寒由浅入深至筋骨、脏腑、血液,为百病根源。治以温通经络。处方:

桂枝12 g　白芍15 g　生姜15 g　甘草3 g　大枣3枚

加减:发热加麻黄9 g,苏叶12 g;咳嗽加款冬花12 g,桔梗10 g;鼻塞流涕加辛夷花15 g,白芷15 g;呕吐加藿香12 g,半夏9 g;身痛加秦艽15 g,草乌9 g。

服3剂而愈。

诊治体会:关于阴阳俱紧的解释,大多数医家认为,阴阳指脉位。如熊曼琪主编《伤寒学》称:"脉阴阳俱紧:阴阳指部位,即寸、关、尺三部。阴阳俱紧,指三部脉都见紧脉。"我认为:"阴阳"的"阴"是沉取;"阳"是浮取。两手沉取寸、关、尺全部紧脉,两手浮取寸、关、尺全部紧脉,为阴阳俱紧。这是感受风寒的典型脉象。

寒性拘急　高××,女,72岁。腹痛一年多。医院两次胃镜都诊断是胃炎,但医治无效。切脉右关沉紧,右尺浮紧。右关沉取候脾,右尺浮取候大小肠,紧脉主寒,诊为脾、大小肠寒。寒性收引拘急则痛,西医称为痉挛。治以祛寒止痉。处方:

干姜10 g　高良姜10 g　木香8 g　陈皮10 g　木瓜15 g

炙甘草10 g　炒白芍15 g　莱菔子12 g　枳实12 g

络石藤15 g　党参20 g

服3剂后来告:服第一剂一点效果没有。服第二剂肚子下坠,痛得厉害,泻下一些清冷稀便。服第三剂后,晚上睡得非常好,早晨醒来全身舒坦,没有一点痛的地方。真是霍然而愈!

肝寒拘急　王××,男,65岁。半身不遂,口眼㖞斜,语言不利。感到最难受的是身体发紧,拘急难舒。诊脉:左关沉取脉紧。左关沉取候肝,紧主寒,肝脉紧为肝寒,肝主筋,寒性收引,故全身筋脉拘急难舒。治以暖肝祛寒舒筋。处方:

肉桂9 g　吴茱萸8 g　生姜12 g　党参20 g　羌活9 g

细辛5 g　防风12 g　白芷10 g　当归15 g　熟地15 g

白芍15 g　川芎12 g　伸筋草30 g

服3剂后拘紧缓解。肝脉弦有力不紧。肝脉不紧为肝寒去,脉弦有力与中风有关,表明药已见效。

三、涩　脉

1.医家解说

涩脉从字面上看,似乎很好理解,但真正领会其特征之所在,并不是那么简单。所以,赵恩俭先生说:"涩脉在临床上虽然不算太少见,但在操作技术上是较为难以掌握体会的脉象,它不像浮、沉、迟、数那么易于领会,与滑相比亦较之为难,因而从历史文献到实际操作上就存在有若干问题。"这确实是颇知其中甘苦之言。

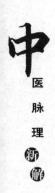

为了能够切实地认识涩脉,需要先从历代医家对涩脉的解说谈起。兹将王叔和、王冰、滑寿、张介宾、李时珍诸家的解说引述如下:

> 涩脉,细而迟,往来难且散,或一止复来。一曰浮而短,一曰短而止。(《脉经·脉形状指下秘诀第一》)

> 涩者,往来时不利而寒,涩也。(《素问·脉要精微论》注解)

> 涩,不滑也。虚细而迟,往来极难,三五不调,如雨沾沙,如轻刀刮竹然。(《诊家枢要》)

> 涩脉,往来艰涩,动不流利,如雨沾沙,如刀刮竹,言其象也。涩为阴脉,凡虚、细、微、迟之属,皆其类也。(《景岳全书》)

> 涩脉,细而迟,往来难,短且散,或一止复来,参伍不调,如轻刀刮竹,如雨沾沙,如病蚕食叶。(《濒湖脉学》)

以上诸家解说,主要讲涩脉的特征是不流利。所以,赵恩俭先生总结说:"涩脉只以脉象的不流利程度而言,较正常脉象不流利即可构成涩。"但问题是:什么算流利?什么算不流利?这在临诊时是难以掌握的。

细读诸家解说,其存在的问题主要有四:

第一,解说不切要点。《脉经》所述之涩脉,有细、迟、止、短等多种特征,但主要特征是什么,反而未能提出。后世医家在《脉经》的基础上,又为涩脉增加了虚、微、参伍不调(脉率三五不均)等特征。这样,涩脉的特征变得多种多样,更加无法掌握了。

第二,解说不够到位。也有医家点到了涩脉的主要特征,如《诊家枢要》:"涩,不滑也。"《景岳全书》:"涩脉,往来艰涩,动不流利。"赵恩俭先生对王冰"塞涩"说十分赞赏,说:"可谓一语破的,无游词蔓语混于其间。涩的性质亦罢,指感亦罢,只是个涩滞,不应当掺杂其他因素。"这是不错的,但"涩滞"的要点是什么,未能具体解说明白,这便给临诊时造成了困难。

第三,比喻不尽妥帖。用文字直接描述涩脉的主要特征,确实是十分困难的,于是一些脉学著作便试图用形象的比喻来形容涩脉的不流利感。其中,用得最多的比喻有三:

其一,如雨沾沙。何谓如雨沾沙?戴启宗《脉诀刊误》解释说:"如雨沾沙,沙者不聚之物,雨虽沾之,其体亦细而散,有涩脉往来散之意,或一止复来是因涩不流利之止。"这个比喻着眼于涩脉脉流的不连贯性,有一定的启发意义,但用"散"和"止"来表述涩脉的特征,是很难化为指下的具体感受的。故程观泉《医述》对此提出了质疑:"有类乎散,而实非散也";"有类乎止,而实非止也。"

其二,病蚕食叶。这是李时珍在《濒湖脉学》中用的一个比喻,其涩脉体状诗云:"病蚕食叶慢而艰。"应该说,用病蚕食叶来形容涩脉之往来艰涩,极不流利,是并不恰切的。

其三,如刀刮竹。何谓如刀刮竹?《脉诀刊误》解释说:"如刀刮竹,竹皮涩,又有节,刀刮而行涩,过节则倒退,有涩脉往来难之意。"提出这个比喻是形容"涩脉往来难",但竹有节,"过节则倒退"就不仅仅是"往来难"的问题了。

第四,与结、促脉混同。自《脉经》称涩脉"或一止复来",后世脉学家多采其说。间有怀疑者。如日人丹波元简《脉学辑要》说:"涩脉古无一止之说,叔和则云'或一止'尔。后世脉书多宗其说。而明清诸家有不及止之义者,盖取叔和之'或'字,则涩之止,不必定然。"虽认为涩脉之"止"不必定然,却未能提出新解。再看结脉和促脉,其特征都是时有一"止"(结脉来去皆缓,时有一止;促脉来去皆数,时有一止),则诊时极易将涩脉与结脉或促脉混同,从而造成误诊。

2.涩脉新解

古代医家对涩脉的解说虽存在不少问题,但也不是全无是处;相反,它倒给后世治脉学者指出了进一步思考的方向。为什么这

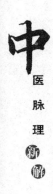

样说呢？因为古代医家对涩脉的认识与解说，包括宏观和微观两个方面：王冰"往来时不利而蹇涩"说即是宏观；王叔和"往来难且散，或一止复来"说则是微观，而脉书中的一些比喻更是微观了。因此，对于以上微观解说的不足之处，应该采取具体分析的态度。

其实，古代医家对涩脉的微观解说，有些还是值得进一步思考的。兹举二例以说明之：

例一：类似散止。《脉经》称：涩脉"往来难且散，或一止复来"。指出涩脉有"散"或"止"的指感。对此，后世脉学家有三种态度：①仍宗《脉经》之说；②持怀疑态度，认为"不必定然"；③断然否定，认为似散非散、似止非止。第二种态度是存疑，姑且不论。第三种态度则是采取简单化的办法，并不去进一步探究为什么会有似散似止的指感，而这正是真正认识涩脉的关键所在。

例二：如刮竹皮。唐代孙思邈《千金翼方》最早用"如刮竹皮"来描述对涩脉的指感。但后世医家并未理解"如刮竹皮"的真正所指，便作了简单化的解说。如李梃《医学入门》称："涩，不滑也。往来涩滞，如刀刮竹皮然，不通快也。"若"如刮竹皮"仅是说明涩脉"不通快"，又何必多此一举地用这个比喻呢？显然，这是对"如刮竹皮"的片面理解。

更有甚者，有些脉书引用"如刮竹皮"时作了删节。如《脉诀》引作"如刀刮竹"，即删却了关键词"竹皮"的"皮"字。应该看到，竹包括竹皮和竹节，而竹皮并不包括竹节，是两个不同的概念。由于《脉诀》的误引，《脉诀刊误》竟然顺着这个思路，对"刮竹"解释说，谓"竹皮涩，又有节，刀刮而行涩，过节则倒退"，更是错上加错了。

那么，"如刮竹皮"这个形象比喻描述的是一种怎样的脉象呢？根据个人的临床实践和试验，我认为，为避免造成人们对"刮竹"的误解，不妨用一根长擀杖行之。擀杖表面光滑无节，试验者一手按住擀杖的一端，一手持刀以刃垂直置于擀杖之上，然后沿着擀杖向前快速推刀。这样，快速前进的刀行在擀杖上，不是嵌入擀杖，而是被擀杖弹起,于是在向前推力与向下重力的合力作用下,它就会弹起落下,再弹起落下,持续不断弹起落下地前进。这就如同涩脉波运动的轨迹。

由此看来,涩脉脉波运动的轨迹,恰如地震仪指针所画出的线。地震仪上的指针,总是忽上忽下地震颤着向前运动,画出的是一条由多个颤抖的小波连成的波状线。

弄清楚了涩脉脉波运动的轨迹,再来看类似散止的问题,便容易解释了。由于涩脉脉波运动的轨迹,是由多个颤抖的小波组成的波状线,因此诊时必然会出现似散(一个个小波的波峰)似止(小波的波谷)的指感。所以,《医述》所说"有类乎散而实非散也","有类乎止而实非止也",是正确的,但未能透过类似散止的表象而进一步揭示其本质,却是非常可惜的。

3.涩脉脉象　根据以上所述,便可以进一步探讨涩脉的脉象了。

第一,脉势。涩脉的病机为瘀血或气虚,血液凝滞不畅,运行困难。脉应脏象,涩脉的脉波便忽上忽下震颤着向前运动,其前行的方向虽然弦直,其运动的轨迹却画出了一条由多个震颤的小波连成的波状线,使医者诊时产生"如刮竹皮"或"刀刮擀杖"的指感。这就是涩脉所独有的脉势。

第二,脉形。脉体细长。脉细,主血虚。细、涩相兼,为血虚血瘀,治以补血活血。脉长,表明脏腑功能不虚。长、涩相兼,多属正气不虚而有跌打损伤者,治以补气养血活血。

第三,脉率。涩脉的特征是蹇涩而不流畅,故脉率迟缓,多在一息三至或四至。

第四,脉位。涩脉可出现于两手寸、关、尺浮沉部的任何位置。如左寸沉取涩脉,为心脉瘀阻,有胸闷叹息、心前区刺痛等症,治以活血通络。左关浮取涩脉,为胆结石阻滞胆汁排出所致,症见胁下疼痛,或痛连肩背,厌食油腻,治以利胆排石。

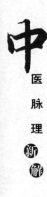

4.病案举例

胰腺血瘀　黄××,男,62岁。糖尿病,血糖 8.5 mmol/L。自诉胁下疼痛,口不干。切脉右关中取涩脉。右关中取候胰腺,涩脉主血虚血瘀,诊为胰腺血虚血瘀。胰腺属五行中的中央土,中央土生湿,胰腺血虚即为津液亏虚,瘀血又阻滞津液向外分泌,便使泌出津液也少,不能分解吸收糖分,以致血糖增高。治以活血化瘀,补气健胰。处方:

　　桃仁 9 g　红花 6 g　川芎 12 g　穿山甲 5 g　当归尾 15 g

　　熟地 15 g　白芍 15 g　黄精 15 g　酒大黄 12 g　党参 30 g

服 6 剂后来复诊,说吃药后胁下不痛了。诊脉:脉弦不涩。脉不涩为瘀血已消,弦为郁久,气机不畅。治以理气助运化。涩脉无,去桃仁、红花、穿山甲、酒大黄;气滞加枳实;助运化加神曲、麦芽、山楂、内金。处方:

　　枳实 15 g　神曲 12 g　麦芽 15 g　山楂 12 g　内金 10 g

　　川芎 15 g　当归 15 g　白芍 15 g　熟地 15 g　黄精 15 g

　　党参 30 g

上方服 6 剂后查血糖正常。

诊治体会:早年跌打损伤伤了胰腺,形成了糖尿病,活血化瘀而愈。糖尿病中这种类型少见。

肝血瘀滞　王××,男,20岁。上大学前查体发现谷丙转氨酶升高,110 U/L(正常值 0～40 U/L)。此后多次验血证明没有肝炎。那么属于什么病? 身体哪部分出问题了? 医院一直没有结论。于是就找中医看。诊脉:左关沉取涩脉。左关沉取候肝,涩脉主血瘀。诊为肝血瘀滞。学生久坐少动,久则肝气血不畅而为瘀血,瘀血在肝对肝有不良的刺激作用,肝受到不良刺激的反应是转氨酶升高。治疗应活血化瘀,嘱吃大黄䗪虫丸,吃六盒后化验转氨酶正常。

诊治体会:临床所见转氨酶升高者,多无明显不适症状,不易发现。多在入学、就业、出国查体时被发现。常见酒精伤肝致转氨酶高者,肝脉多缓;久坐不运动血瘀伤肝致转氨酶高者,肝脉多涩;嗜冷饮者寒凉伤肝致转氨酶高者,肝脉多紧。

四、长　脉

1.医家解说

《内经》和《难经》都多次论及长脉,它在当时已经是一种常见脉了。但是,《内经》和《难经》却都没有专门记录长脉的脉象情况。因此,《脉经》论列二十四种病脉,未能将长脉收入书中。最早解说长脉的脉书,恐怕就是高阳生的《脉诀》了。其后,齐德之、何梦瑶、李中梓、李时珍、张璐、黄宫绣诸家皆有所述,兹录之如下:

长者,阳也。指下寻之,三关如持竿之状,举之有余,曰长。过于本位,亦曰长。(《脉诀》)

长脉之诊,按之则洪大而长,出于本位。长而缓者胃脉也,百病皆愈,谓之长则气治也。(《外科精义》)

长,溢出三指之外,按扣之脉,由胸中行至大指端,非有截断,本无长短可言。然脉体有现有不现,不现者按之止见其动于三指之内,现者见其长出于三指之外,则长短直分矣。(《医碥》)

长脉迢迢,首尾俱端,直上直下,如循长竿。(《诊家正眼》)

长脉,不大不小,迢迢自若。如揭长竿末梢,为平;如引绳,如循长竿,为病。(《濒湖脉学》)

长脉者,指下迢迢而过于本位,三部举按皆然。不似大脉之举之盛大,按之少力也。(《诊家三昧》)

长则指下迢迢,上溢鱼际,下通尺泽。(《脉理求真》)

诸家之论提出了不少问题,需要认真对待。

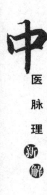

2.平病之辨

长脉类弦,端直以长,也是亦平亦病之脉。故识长脉,必先明其平病之辨。《脉诀》:"三关如持竿之状。"《诊家正眼》:"如循长竿。"都指的是病脉。《濒湖脉学》说得很清楚:"如揭长竿末梢,为平;如引绳,如循长竿,为病。"《外科精义》则称:"长而缓者"为平脉,"洪大而长"为病脉。"洪大"用语欠当。《素问·脉要精微论》称:"长则气治。"或引作"长而鞭满"。概括地说,长平脉与长病脉的区别在于:长平脉迢迢自若,柔软而长;长病脉则像手抚长竿,"长而鞭满"。《广雅·释诂》:"鞭,也。"为坚的异体字。《玉篇·革部》:"鞭,坚也。亦作硬。"可见"鞭满"为坚硬充实之意。长平脉指下柔软和缓,长病脉指下坚硬充实,这就是二脉的主要区别所在。

3.长脉类弦

长脉的主要特征是长,故以"长"命名。历代医家皆着力描述长脉之长。如《脉诀》说:"三关如持竿之状。""三关"即三部,言长及三部也;《诊家三昧》说:"三部举按皆然。"亦谓长及三部。《诊家正眼》说:"长脉迢迢,首尾俱端,直上直下。"其中"端"字是直的意思。《说文·立部》:"端,直也。"全句话是说,长脉迢迢而长,来波和去波都是直长。所有这些,都说明长弦很长,三部皆可见。那么,弦脉也是长及三部,二脉又如何区分呢?

长脉与弦脉的主要区别,在于长的程度方面。弦脉只是长及三部,而长脉比弦脉还要长。如《脉诀》"过于本部",《外科精义》"出于本部",《医碥》"溢出三指之外",皆谓长脉的超逾三部的。

更有脉书过分夸张长脉之长,如《脉理求真》称:"指下迢迢,上溢鱼际,下通尺泽。"这是说,长脉之长可上到鱼际部位,还可下到尺泽部位。对此,今之医家多不谓然,如赵恩俭先生:"将上鱼、入尺作为长脉必备条件是不适当的。过于本位就是长脉。极个别的可以上至鱼际,但不能将上鱼、入尺定为必备条件,那样就会漏掉许多临床上的长脉。何况入尺这个条件是不可能的。"赵先生的意思是对的。正如《濒湖脉学》长脉体状相类诗云：

> 过于本位脉名长，弦则非然但满张。
>
> 弦脉与长争较远，良工尺度自能量。

4.长脉脉象

长脉脉象的主要要素如下：

第一，脉势。长脉的主要特征是长。清代医家高鼓峰说："有形体之长，有往来之长。"此说十分精辟独到。所谓"形体之长"，是说长脉脉长超逾三部；所谓"往来之长"，是说长脉来波和去波均长。因此，长脉的来波和去波俱长于弦脉。

第二，脉率。长平脉的脉率为正常脉率，长病脉的脉率较快，一般为一息五至左右，发热时可达到一息六至以上。

第三，脉位。长脉是亦平亦病之脉，平脉在三关各部，长也为平脉；病脉在三关，长也为病脉。《脉诀》称："三关中持竿之状。"所谓"三关"，很容易引起误解。如李时珍即批评《脉诀》不分尺、寸。其实，"三关"乃《脉诀》的特殊用法，屡见于书中，是与"三部"互用的，表示寸、关、尺相连之意。张润杰先生说："关脉居寸尺之间，上则为寸，下则为尺，无所谓过于本位，所以关脉无长。"赵恩俭先生也说："长脉的指感为寸、尺两端过于本位，关脉不可能有长脉。"这样理解是不对的。长脉之所以为长，是寸、关、尺三部皆可见长，故称其为"如持竿之状"或"如循长竿"。单说关部是否为长，是没有实际意义的。

长脉主气盛，多为阳热炽盛。《濒湖脉学》有长脉主病诗云：

> 长脉迢迢大小匀，反常为病似牵绳。
>
> 若非阳毒癫痫病，即是阳明热势深。

5.脉案举例

寒盛阴缩　曲××，男，42岁。工作中常接触油漆，经常咳嗽。两年后，生殖器缩进肚子里了。中西医都治过，无效，又四处寻医问药。经人介绍来诊。切脉两尺沉取紧长有力。两尺沉取候肾，

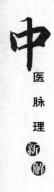

紧主寒,紧长为寒邪甚。肾与生殖器官同属一个系统,寒性收引,筋脉紧缩。此寒邪甚,收引力大,故生殖器缩进去。治以祛寒舒筋。处方:

制附子15 g　肉桂9 g　细辛6 g　怀牛膝15 g　木瓜15 g
鸡血藤15 g　白芍15 g　锁阳15 g　荔枝核15 g　生甘草3 g

服6剂后来复诊,兴冲冲告知:已经出来,只是有些歪。切脉两尺弦。脉不坚,寒已去,筋脉放松生殖器自出。但筋脉不是一条而是多条,每条状况不同,药力下去有的筋脉松弛得好,有的差些,故虽出不正。治以舒筋通络。处方:

地龙10 g　川断15 g　伸筋草30 g　怀牛膝15 g　鸡血藤15 g
杜仲30 g　枸杞子20 g　熟地20 g　肉苁蓉15 g　淫羊藿20 g
当归15 g　生甘草3 g

又服6剂,病痊愈。

肝气犯胃　邵×,男,18岁。经常腹部疼痛。高三学生,正值预备高考的冲刺阶段,其父母期盼把病治好,考上个好大学。切脉左关沉取弦长,右关弦长有力。左关沉取候肝,肝脉弦为肝气郁滞;长、有力皆表示郁滞较甚。右关候脾胃,弦长有力为脾胃气滞不降。诊为肝木克脾土,治以舒肝降气。处方:

柴胡12 g　枳壳12 g　香附12 g　代赭石15 g　白芍15 g
合欢皮15 g　炒枣仁12 g　当归15 g　川芎12 g　生甘草3 g

服3剂后矢气多,疼痛发作次数明显减少。脉弦不长。上方再服6剂,病愈。

诊治体会:高三学生学习负担重,思想压力大,精神紧张而导致肝气郁滞。长为气郁甚者,气郁甚则横逆克脾胃。治疗在疏肝降气药中须加合欢皮。合欢皮服后可使人心情愉快,疗效快。但见好就收,犯了再治。有人见效好想多吃去根,千万不可顺此意,反而易使病情反复。

五、弱 脉

1.医家解说

《内经》中"弱"字有两种用:一是弱脉;一谓脉弱。《濒湖脉学》引《素问》曰:"脉弱以滑,是有胃气;脉弱以涩,是谓久病。"前一个"脉弱",是说脉体柔和;后一个"脉弱",就是指久病后出现的弱脉了。《灵枢·寿夭刚柔》称:"形充而脉小以弱者,气衰。"指出了弱脉形体小而无力的特点。

《脉经》将弱脉列为二十四脉之一,规范了弱脉的构成条件。其后,孙思邈、滑寿、李时珍、张璐诸家皆有所论,如下:

> 弱脉,极软而沉细,按之欲绝指下。一曰:按之乃得,举之无有。(《脉经·脉形状指下秘诀第一》)

> 按之乃得,举之无力,濡而细,名弱。(《千金翼方》)

> 弱,不盛也,极沉细而软,快快不前,按之欲绝未绝,举之则无。(《诊家枢要》)

> 弱乃濡之沉者。……浮而柔细知为濡,沉细而柔作弱持。(《濒湖脉学》)

> 弱脉者,沉细而软,按之乃得,举之如无。不似微脉之按之欲绝,濡脉之按之若无,细脉之浮沉皆细也。(《诊家三昧》)

《脉经》规范了弱脉的三个构成条件,即细、软、沉,各家都是肯定的。但将弱脉与濡脉比类,则尚有进一步探讨之余地。

2.弱脉类濡

《千金翼方》说弱脉"濡而细",即包含"濡"的条件;《濒湖脉学》说"弱乃濡之沉者";《诊家三昧》说弱脉与濡脉的脉位不同:弱脉是"按之乃得",濡脉是"按之若无"。此三说皆有可商之处。主要的问题在于:弱脉与濡脉,二者是两种不同类型的脉:从脉势看,弱脉属于来去弦直型脉,而濡脉则属于无根脉。因此,濡脉既不能成为

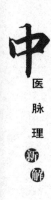

弱脉的构成条件,也是完全不能与弱脉比类的。

3.弱脉脉象　弱脉脉象的主要要素如下:

第一,脉势。弱脉的脉波为低平渐升的趋势,来波从起点升起的角度甚小,其轨迹斜线低平,波峰较低,故指下来波与去波皆是弦直的感觉。

第二,脉形。弱脉脉体较小,脉宽比平常脉细。

第三,脉位。弱脉三部皆可见,浮取不应,沉取明显。弱脉主气虚之病,但脉位不同,主病也不相同。《诊家正眼》称:"左寸心虚,惊悸健忘;右寸肺虚,自汗短气;左关木枯,必苦挛急;右关土寒,水谷之疴;左尺弱形,涸流可征;右尺若见,阳陷可验。"

4.脉案举例

胞宫阳虚　丛××,女,32岁。结婚后怀孕三次,每次都是到两、三个月就流产了。切脉两尺沉取细弱。两尺沉取候肾,细为肾精亏虚,弱为沉软无力,为肾阳亏虚。肾与胞宫关系密切,肾精不足,肾阳亏虚,胞宫则血虚阳虚。胞宫血虚何以养育胎儿?胎儿小时需血量少,胎儿大时需血量大,胞宫无血供养,胎儿死,死则流产。治以益精补血,温煦胞宫。处方:

补骨脂15 g　艾叶12 g　怀牛膝12 g　党参30 g　杜仲30 g

桑寄生15 g　山茱萸15 g　枸杞子15 g　山药15 g

龟板胶2块　木香8 g　生甘草3 g。

服药6剂后,自诉比以前有精神了,每天打呵欠的次数也少了。切脉尺脉细,尺脉不弱,上药有效;细,仍为肾精不足。上方加减治疗一个月,两尺沉取有力,为肾与胞宫精血尚强,可以养胎。嘱停药可以怀孕。月经到期没来,来诊脉阴搏阳别为怀孕之脉,确定已孕。吃中成药保胎,后顺利产下一女。

诊治体会:弱脉沉软无力:沉主脏,软无力主气虚,还主阳虚。实践证明,弱脉按气虚治之效不显时,温阳往往会收到满意效果。

患者问:以前怀孕时,也吃保胎药,为什么保不住?这次又为什么能保住？治疗不孕是一个系统工程：首先要把胞宫中病邪去掉，胞宫常见病邪有寒、湿、瘀血，辨证治之；病邪去后，肾与胞宫的气血阴阳虚要补强；准备怀孕；怀孕后保胎。这几步均要做到，任何简单的方法都不会成功。以往保胎不成功，是胞宫充满病邪，补药发挥不了保胎的作用，所以保胎失败。

　　脾胃虚弱　　赵×，女，3岁。食欲不振，食后呕吐，体弱消瘦。切脉右关沉取细弱。右关沉取候脾，细弱无力主脾气阳两虚。脾生津液分泌到小肠，分解消化食物。脾气阳虚无力生成津液，食物不得消化吸收而停聚胃中，脾胃不受而呕。治以健脾消食。因幼儿服药困难，改用小儿推拿法治之：清补脾经，运八卦，运板门；清胃，揉中脘，分腹阴阳，掐左端正。

　　推拿第一天即见效果，坚持半月而愈。

　　诊治体会：脉象有脉形、脉势、脉位、脉率等要素，临床即要掌握脉象的各个要素，但又不必拘泥于每种脉象要素而面面俱到。此例仅知弱脉所在脉位、脉势两个要素，也能将病治愈。所以，临床时一个要素就能抓住病因、病机，就不用两个。

六、细　脉

1. 医家解说

　　在《内经》的用语中，往往"大"与"小"对举，或"大"与"细"对举。如《素问·三部九候论》称："察九候，独小者病，独大者病。"又称："形盛脉细，少气不足以息者危；形瘦脉大，胸中多气者死。"再如《素问·脉要精微论》先称"大则病进"，继又称"细则气少"。《诊家正眼》说："细之为义小也。"以此之故，《内经》中"细"与"小"互用。小脉即细脉也。

　　晋代王叔和著《脉经》，规范诸多病脉合为二十四脉，将小脉并入细脉之中。其后，解说细脉之医家颇不乏人。兹录王叔和、滑

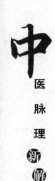

寿、齐德之、李中梓诸家之说如下：

　　细脉，小大于微，常有但细耳。(《脉经·脉形状指下秘诀第一》)

　　细，微眇也，指下寻之往来如线。(《诊家枢要》)

　　细脉之诊，按之则萦萦如蜘蛛之丝而欲绝，举之如无而似有。(《外科精义》)

　　细直而软，累累萦萦，状如丝线，较显于微。(《诊家正眼》)

以上诸说似同而异，值得讨论。

　　2.细显于微　《脉经》称："细脉小大于微。"意思是说，细脉略大于微脉。又称："常有但细耳。"似乎细脉的特征在于"细"，故以此而为脉命名。那么，细脉略大于微脉，如何来衡量呢？并没有一个可以把握的尺度。所以，《脉经》说"细脉小大于微"，在表述上是不明确的，在临床上也是无法掌握的。《诊家枢要》解曰："细，微眇也。""眇"字何义？《说文·目部》"眇"字条段玉裁注："小目也。""眇"字本义为小目，引申为小的意思。《方言》："眇，小也。""微眇"者，略小也。可见，《诊家枢要》沿袭《脉经》之说，着眼于细脉的"细"字之解说，仍然不能说明细脉的主要特征是什么。

　　究竟细脉的主要特征为何？其实，从诸家所论中，已经包含了对此问题的答案。如《脉经》说细脉指下"常有"，《诊家枢要》说"指下寻之往来如线"，《外科精义》说"按之则萦萦如蜘蛛之丝"，《诊家正眼》说指下"累累萦萦，状如丝线，较显于微"，都说明细脉虽然细，但三部指下明显，有连接感。这与微脉的"若有若无"迥不相同。《濒湖脉学》细脉体状诗云："细来累累细如丝，应指沉沉无绝期。"相类诗云："微则浮微如欲绝，细来沉细近于微。"既表明细、微二脉的相似之处，又点出了二脉的区别所在。"细而不绝"正是细脉的主要特征。所以，《诊家正眼》指出细脉指下的连续感"较显于微"，确实为画龙点睛之笔，是十分精当的。

3.细脉脉象　细脉脉象的主要要素如下：

第一,脉势。细脉的脉波低平,细直如线,故来波与去波不太明显。

第二,脉形。细脉细而直,脉宽比正常脉小,长可及三部,故《脉语》称其"形减于常脉一倍",《诊家正眼》称其"累累萦萦,状如丝线"。

第三,脉位。细脉主气衰少血,诸虚劳损。其显现的部位或浮或沉,而呈现浮沉之差。故左右手寸、关、尺三脉中,有诸部皆大,惟一部独细者;也有六脉皆平脉,其一手偏细者,便以其部断其病之虚实。清代医家李延昰说:"左寸细者,怔忡不寐。细在左关,肝血枯竭。左尺得细,泄痢遗精。右寸细者,呕吐气怯。细在右关,胃虚胀满。右尺得细,下元冷惫。"

4.脉案举例

胞宫血虚　李××,女,45岁。月经三月没来。医院检查为子宫功能减退。因担心子宫功能减退会提前衰老,找中医治疗。诊脉:左寸沉取脉细,左尺沉取脉细无力。左寸沉取候心,细主血虚;左尺沉取候子宫,细主血虚,无力主气虚。心与子宫血虚,经脉血不能按时满溢,月经不来。此为闭经。治以补气养血。处方:

阿胶9 g　川芎12 g　当归15 g　白芍15 g　熟地15 g

党参20 g　黄芪20 g　怀牛膝12 g　陈皮10 g　生甘草3 g

上方加减服用一个月后,心、子宫脉不细有力。嘱停药以候月经。过了半月,月经来,经量、经色好。再过一个月,月经准时来,但经量不如上月多。但过了一月,月经又不来了。诊脉:心、子宫脉细无力。心、子宫脉细仍为血虚。治有效不治无效,应考虑子宫功能减退的诊断。

诊治体会:此例细脉主病为血虚。中医的血虚与西医的贫血不完全一致,血虚包括了血量少。还通过对细脉的治疗,可对病情的转归作出判断;细脉经过治疗不细,停药后仍不细且稳定,此血

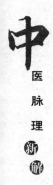

虚是可逆的；若细脉治疗后不细，不治又细，应考虑子宫功能确定减退，是不可逆的。各方面情况明确后，预先告知患者，为今后治与不治提供参考。

脾虚湿盛　周×，女，28岁。体型肥胖，82公斤。因体胖找对象困难，急欲减肥。切脉六脉缓细。缓脉主湿，脾虚不能运化水湿，在体内停留。六脉皆缓为水湿弥漫三焦。此脉细不是血虚脉细，而是湿盛压迫血脉而细。脾虚不能把水湿完全排出体外停留体内而肥胖。治以健脾祛湿。处方：

生白术30 g　茯苓15 g　薏苡仁30 g　黄芪30 g　党参30 g
陈皮10 g　当归15 g　熟地15 g　川芎15 g　焦三仙各12 g
内金10 g　莱菔子15 g　生甘草3 g

服6剂后复诊，自诉感觉身体轻快了，但体重没有明显变化。切脉弦缓。脉由六脉皆缓转变为弦缓，弦为有脏腑湿去，缓为有脏腑仍有湿。治以通络健脾祛湿。处方：

丝瓜络20 g　生白术30 g　茯苓15 g　薏苡仁30 g　黄芪30 g
党参30 g　陈皮10 g　白芍15 g　当归15 g　熟地15 g
川芎15 g　焦三仙各12 g　内金10 g　莱菔子15 g　生甘草3 g
上方加减服用两月，体重降至70公斤。

诊治体会：通过临床看，细脉主血虚还主湿盛。血与湿同属液体类物质，血虚脉细误作湿盛，治以祛湿则伤血；湿盛脉细误作血虚，治以补血则湿更盛。脉诊鉴别：体胖，脉细，脉波缓，湿盛无疑；不胖，脉细，脉波不缓，血虚无疑。无明显肥胖者，体盛大脉细，形、脉不相符者应考虑有湿。

以上六节，介绍了弦、紧、涩、长、弱、细六脉，皆属于弦长类病脉。兹将其脉形和脉势列表7—1如下，以作比较。

表 7－1　脉形与脉势比较

脉名	脉形	脉势
弦脉	脉体长而直,三部皆有脉,故比之为弓弦	来波和去波斜率很小,指下有"端直以长"的感觉
紧脉	脉体长直,但似搓紧的绳索	来去急疾有力,"左右弹指"为其独有特征
涩脉	脉体细长,由多个颤抖的小波组成波状线	脉波弦直,然流动滞涩,类散非散,类止非止,忽上忽下地震颤着向前运动
长脉	脉体甚长,长逾三部	脉波弦直似弦脉,但其来波和去波均较弦脉为长
弱脉	脉体小,脉宽比正常细	脉波沉细无力,"欲绝未绝",来去弦直
细脉	脉体细而直,"状如丝线","形减于常脉一倍"	脉波直而软,"细而不绝",来波和去波起伏皆不太明显

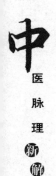

第八章　头尾不显类病脉

一、动　脉

1. 医家解说

最早论述动脉的经典文献是张仲景的《伤寒论》，称：

> 阴阳相搏名曰动，阳动则汗出，阴动则发热，形冷恶寒者，此三焦伤也。若数脉见于关上，上下无头尾，如豆大，厥厥动摇者，名曰动也。（《伤寒论·辨脉法》）

张仲景的论述全面准确，对动脉脉波的描述也十分精彩，惜乎后世医家未能对其正确理解。

自晋代以后，脉学家引用《伤寒论》者多误，兹举王叔和、李时珍、张璐三家为例：

> 动脉，见于关上，无头尾，大如豆，厥厥然动摇。《伤寒论》云：阴阳相搏名曰动，阳动则汗出，阴动则发热，形冷恶寒。数脉见于关上，上下无头尾，如豆大，厥厥动摇者，名曰动。（《脉经·脉形状指下秘诀第一》）

> 动乃数脉，见于关，上下无头尾，大如豆，厥厥动摇。（《濒湖脉学》）

> 动脉者，厥厥动摇，指下滑数如珠，见于关上。（《诊宗三昧》）

《脉经》引用《伤寒论》"若数脉"句，竟将"若"字去掉；《濒湖脉学》则干脆称"动乃数脉"，《诊宗三昧》更将"如豆"改为"如珠"，说明都没有读懂《伤寒论》。岂不知这一字之改便完全远离了《伤寒论》的本义。

以上诸家对《伤寒论》的误读影响极大,迄今为止仍为许多脉书所广泛采用。如"动脉是数滑、有力与动摇不定几种脉象及因素所综合而成的"(赵恩俭《中医脉诊学》);"动脉应指跳动如豆,厥厥动摇,滑、数有力,关部较明显"(潭同来《中华医学切诊大全》);"脉形短小,脉率滑数,只见于关上则为动脉"(曹培琳《详谈细论二十八脉》)等说解,皆是将动脉与数脉及滑脉联系在一起。这说明如何正确认识动脉还是需要进一步探讨的课题。

2.争议聚焦

在重新释读《伤寒论》有关论述之前,有必要先对一些争议较大的问题加以澄清:

其一,动乃数脉。《伤寒论》的原话是"若数脉见于关上",《脉经》引作"数脉见于关上",省去了虚词"若"字,《濒湖脉学》则迳称"动乃数脉"。那么,省去"若"字对不对呢? 显然是不行的。"若"字在这里是表示大体如此的副词,这是古籍中常见的用法。如《书·盘庚上》"若网在纲"之"若",即为好像、仿佛的意思。所以,《伤寒论》这句话的本义是:好像数脉见于关上。这本是打的一个比方,如果省掉"若"字,把动脉直接当成了数脉,便完全歪曲了《伤寒论》的本义。否则,既然"动乃数脉",为什么还要特立一个动脉呢?

其二,见于关上? 自《伤寒论》提出"若数脉见于关上",《脉经》引作"动脉见于关上"后,脉书大都引称"见于关上",也有提出异议者,迄今大致有四种见解:

第一种:只见关上说。如曹培琳先生说:"脉形短小,脉率滑数,厥厥动摇,只见于关上则为动脉。"(《详谈细论二十八脉》)

第二种:显见关上说。如谭同来先生说:"动脉应指跳动如豆,厥厥动摇,滑数有力,关部较明显。"(《中华医学切诊大全》)

第三种:偶见关上说。清代医家何梦瑶解《伤寒论》"若数脉见

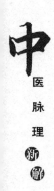

于关上"句云:"观'若'字,则'关'是偶举可知,非动脉止见关也。"(《医碥》)对此,日人丹波元简评之曰:"一字为之解释,极为明备,可谓千古卓见矣。"(《脉学辑要》)赵恩俭先生也认为:"何梦瑶的一字之辨很有意义。"(《中医脉诊学》)

第四种:三部皆见说。崔玉田等先生称:"动脉是一个动摇不定的脉象,它的至数是快的,在寸、关、尺三部均可见到,或单见于某部。但很多脉书都记载它只能见于关部是错误的。"(《中医脉学研究》)费兆馥先生也认为:"切脉时寸、尺俯下,关部明显,指下滑数如珠,亦可见寸部或尺部。"(《现代中医脉诊学》)

以上四种见解可以分为两类:前两种是基本肯定"见于关上"的;后两种则是基本肯定"三部皆见"的。究竟孰是孰非?必须与其下句"上下无头尾"联系起来读,才有可能体味明白。

其三,无头无尾。《伤寒论》称:"若数脉见于关上,上下无头尾。"《脉经》则引作:"数脉,见于关上,无头尾。"何谓"上下无头尾"?关键的问题是,先要弄清楚"上"和"下"所指为何。所谓"上",指关以上之寸部,为九分;所谓"下",指关以下之尺部,为一寸。合计为一寸九分。寸与尺之间为关部,占六分。其中,占寸之尾部三分,占尺之头部三分。这样,寸部占六分,关部占六分,尺部占七分,合起来仍为一寸九分。尺之头部三分,就所谓"头";寸之尾部三分,就是所谓"尾"。

由此可知,"上下无头尾"或"无头尾",是说关上所见之动脉并不是在整个关部都能见到。因为它既没有"头",又没有"尾",就只能在关部的中间点上见到了。这就是所谓"上下无头尾"。

其四,寸口脉动?对此,也有多种说法,兹略述如下:

第一,脉管深浅之殊说。刘冠军先生说:"有人认为动脉独见于关上不符实际,因一条脉管不可能'两头俯下,中间突起',在脉管正常情况下,应该是三部皆见,如果其人动脉血管解剖位置异常,惟关部血管较寸、尺两部略高,就会形成独显关部,所以说'非真上不至寸下不至尺''然有深浅微甚之殊也'此说颇符实际(《中华脉诊》)。"此说有一定的道理,对认识动脉有一定的启发性,然未能说明"独显关部"的原因何在。

此说的要害是:认为诊者所按的仅是一根脉管,如果脉管正常,应该一样,应该皆可见到动脉,既然"独显关部",那自然是脉管"有深浅微甚之殊"了。论者忽略了一个关键的问题,即诊者所按的脉管并不是一根状态不变的脉管,而是传达脉波运动变化所形成的种种脉象信息动态的脉管。单纯从脉管本身探寻"独显关部"的原因,是根本不行的。

第二,区别动脉性质说。许进京等先生说:"多少年以来,人们一直为动脉是否只'见于关上'而争议不休。其实这个问题在《脉经》中论述的相当明确,《脉经》说:'左手寸口脉偏动,乍大乍小不齐,从寸口至关,关至尺,三部之位,处处动摇,各异不同。'这已经说明动脉并非只能'见于关上',而是三部之位处处皆可见。古代医家之所以说动脉'见于关上',是为了从性质上将动脉与正常的脉跳动区别开来。"(《脉法精粹》)

《脉经》说"三部之位,处处动摇,各异不同"是没有问题的,但这并不能说明为什么"独显关部"。再者,认为强调"见于关上",是为了将动脉与"正常的脉跳动(窦性心律的脉跳动)"区别开来,而动脉是属于"非窦性心律的脉跳动",亦不尽然。如凡人惊恐多见动脉,一般时间极短,临床治以安神定志之方,则脉动可除。可见视之为"非窦性心律的脉跳动"并不恰当。何况这也说明不了为何"独显关部"的问题。

第三,脉位深浅不同说。曹培琳先生说:"应该怎样理解'若数(脉)见于关上'呢?我们理解是:三部脉皆有,唯关上脉上最强,脉感最著,脉位最浅,并不是说寸脉、尺脉无脉。……其原因有二:一是脉率快,脉形必小,来去匆匆,尺脉本来沉,不易浮出,故尺脉难得,寸脉脉位虽浅,但在脉力不足时也比关部弱,故关脉就比较明

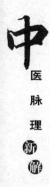

显于寸脉和尺脉。"因此,便出现"尺脉不应,寸脉微显,两头不足,关脉独盛"了。

此说承认三部有脉,但由于脉位深浅不一,致使"尺脉不应,寸脉微显,两头不足",所以就"关脉独盛"了。这样解释"两头不足"有一定道理,但仍然未能说明为何关部实脉"如豆大"的问题。

其五,其大如豆。《伤寒论》说:"若数脉见于关上,上下无头尾,如豆大,厥厥动摇者。"为何"如豆大"?迄今仍无医家做出解释。实际上,《伤寒论》的论述已经相当明确:"上下无头尾"。因为"上下无头尾",所以见于关上的动脉必然短小,指下也就"如豆大"了。

关键的问题还在于:为何"上下无头尾"?对此,《伤寒论》并未论及,也不可能作出明确的解释。因为这是与实际的脉波运动特点相关联的。动脉"若数脉",来波和去波都比较快,但二者却有着一个根本的区别:数脉的来波升起早,其起点靠近尺部,故脉波升起后坡度稍缓,其轨迹为低平的斜线直到波峰,去波从波峰到落点的下落斜线与其相应。动脉的来波升起来晚,其起点离尺部远而靠近关部中间线,故脉坡升起后坡度变陡,约成 80°斜线直到波峰;去波从波峰到落点的下落斜线亦与之相应。由于动脉来去波的斜线甚陡,从升起点到下落点之间的距离又短,所以指下感觉不到来波(尺头)和去波(寸尾),只能感觉到"如豆大"的波峰部分了。

《伤寒论》用"厥厥动摇"来描述"如豆大"的动脉状态,也值得注意。"厥厥"是什么意思?在古代文献中,厥或同橛。陆德明《庄子·达生》释文云:"厥,本或作橛。"所谓"厥厥",即橛橛,为坚硬貌,在这里表示脉力充足。所谓"动摇",则是表示指下动脉波峰的不断跳动。

这样,再回过头来读《伤寒论》所述,意思就十分清楚了:实脉好像数脉,惟显见于关上,指下感觉不到来波和去波,只感觉到如豆大的波峰,在那里有力地跳动。

其六,滑数如珠？所谓"滑数如珠",是清代医家张璐对动脉指感的描述。他将动脉比作数脉和滑脉,并不恰当。因为动脉与数脉比,只有脉率基本相同,而相异点甚多;动脉与滑脉比,只是流利度大体相当,而相异点亦甚多。再者,指下的动脉为其波峰,乃来波与去波的相交处,虽短小却具波状,故成椭圆之形,用豆来比喻非常恰当。将其比喻为圆形之珠,反倒画虎类犬了。

总之,基于以上所述,我们可以得出这样几点认识:①说"动乃数脉"或动脉包括数脉的因素,都是不正确的。②虽然三部皆有脉动,但显见关上却为确凿的事实,而且由于无头无尾,说只见于关上也不为错。③指下感觉到的动脉只是其波峰部分,其形如豆状,比之为圆形之珠则不类了。

3.动脉脉象 动脉的脉象很独特,尤其是脉势为其独有的特征。

第一,脉势。动脉的脉势与数脉相似,来盛去亦盛。但二者来波与去波的轨迹却不相同:数脉来波升起早,起点靠近尺部,故升起后坡度较缓;去波从波峰到落点的下落坡度与之相应。动脉的来波升起晚,其起点离尺部远而靠近关部的中间线,故升起后坡度变陡;去波从波峰到落点的下落坡度与之相应。所以,从脉势上看,动脉与数脉的区别是十分明显的。

第二,脉形。由于动脉的脉势如上所述,故诊者指下感觉到"上下无头尾",来波和去波皆无,只能感觉到"如豆大"的波峰部分了。

第三,脉率。动脉的脉率与数脉基本相同,都在一息五至以上。但数脉脉率的上限在一息七至上下,而动脉的脉率则可达到一息八至以上。

第四,脉位。就脉位而言,动脉与数脉也有不同:数脉在寸、关、尺三部均明显可见,而动脉则关部独盛。

4.脉案举例

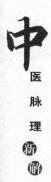

　　胆气滞聚　丛××，男，85岁。腹痛，呕吐。医院检查为胆结石，最大的有3厘米。建议手术，其儿女因父年龄大不同意手术。切脉左关浮取动脉。左关浮取候胆，动脉主痛。按动脉形成机理，《伤寒论》曰："阴阳相搏，名曰动。"在实际应用中如何理解"阴阳相搏"？胆囊中的阴阳，胆汁为阳，胆结石为阴。胆汁流动受到胆结石的阻碍，此叫阴阳相搏。"相搏"在脉象上的表现，为脉波短，来波起点到波峰之间的距离短，脉气尚足用力鼓动，向上鼓起高，如豆大，厥厥动摇。这说明阳虽为阴所阻但能通过，可以用药治疗。治以舒肝利胆排石。处方：

　　　　白芍20g　大黄15g　玉金15g　黄芩12g　川楝子12g
　　　　麦芽30g　水红花子15g　生甘草3g

服3剂后复诊：排气排便通畅，大结石虽还在，但不痛不呕了。诊脉：胆脉弦，动脉无。舒肝利胆使胆气畅通，故不痛不呕。小结石排出一些，大结石虽未排出，只是扩大了胆囊空间，改变大结石的位置。减少了胆囊的压力。上方再服三剂以巩固疗效。

　　患者一个月后又来，说老病又犯，腹痛，呕吐。胆脉弦紧。胆脉弦硬，结石还在，病根未除。紧脉主风寒。胆石与风寒相搏，阻滞胆气不通。这次犯病与外感风寒有关。老人有早起晨练跑步的习惯，极易受到风寒。治以舒肝利胆，祛风散寒。处方：

　　　　柴胡10g　苏叶12g　海风藤15g　白芍15g　玉金15g
　　　　枳壳12g　川芎15g　香附12g　生姜15g　生甘草3g

上方服3剂后不痛不呕了。

　　火滞胰腺　孙××，男，42岁。腹痛，恶心，呕吐。医院检查为胰腺炎，打了三天吊瓶效果不理想。右关中取动脉，右关中取候胰腺，动脉主痛。患者喜饮酒，嗜食辛辣，湿热入胰腺，阻滞胰腺不通，不通则痛。治以泻下湿热，理气通络。处方：

　　　　大黄15g　枳实15g　厚朴15g　黄连9g　公英20g
　　　　六路通12g　生甘草3g

服药 3 剂后复诊,服第一剂药当天大便 3 次,感到腹中轻松。服第三剂后大便一次,肚子不痛了,但有胀满的感觉。切脉胰腺弦缓。泻下胰腺火,肿消脉气通畅,阴阳不相搏了,动脉无。缓脉主湿胰腺中湿未去,湿阻气机故腹胀。治以健脾祛湿理气。处方:

半夏 9 g 茯苓 15 g 生白术 15 g 苍术 15 g 枳实 15 g

代赭石 15 g 麦芽 15 g 山楂 12 g 神曲 12 g 内金 10 g

生甘草 3 g

服 6 剂而愈。

诊治体会:动脉主病为痛,不通则痛。因形成动脉的脏腑细长,如胆、胰腺等,有一点肿胀不通便会影响腑的脉气运行,脉气用力鼓动而"阴阳相搏",此谓动脉。空间较大的脏腑则不会形成动脉,如肝、肺等,因阴阳不能相搏,也就形不成动脉。说动脉"见于关上",验诸临床实践,是十分正确的。

二、短 脉

1. 医家解说

《内经》和《难经》都记载过短脉,但未作具体论述。《脉经》则将短脉付之阙如。高阳生的《脉诀》最早解说短脉。其后,继之者有崔嘉彦、戴同父、滑寿、李中梓、方以智诸家,皆有所论。兹引述如下:

> 短者,阴也,指下寻之,不及本位,曰短。(《脉诀》)

> 寸口、尺中皆退缩,附近关中见一半,如龟缩头曳尾之状,以其阴阳不及本位,故曰短。(《脉诀刊误》)

> 短则不及,来去乖张。(《四言脉诀》)

> 短,不长也,两头无,中间有,不及本位。(《诊家枢要》)

> 短脉涩小,首尾俱俯,中间突起,不能满部。(《诊家正眼》)

> 短、动之别:短者阴脉,无头无尾,其来迟滞,主气虚。动

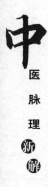

者阳脉,无头无尾,其来数滑,主崩损。动脉只见于关上,短脉只见于尺、寸。(《通雅·脉考》)

以上诸家对短脉的解说,颇有费解之处,需要一一辨明。

(1)为何名短? 《脉诀》的说明是"不及本部",《诊家正眼》的说明是"不能满部",都是一个意思。这是说,短脉的脉长不及寸、关、尺三部。又为何"不及本部"或"不能满部"?《脉家枢要》的解释是"两头无,中间有",《诊家正眼》的解释是"首尾俱俯,中间突起"。这样的解释是有问题的。如果说"两头"或"首尾"是指尺、寸两部的话,那么,能说尺、寸两部无脉或尺脉、寸脉低俯吗? 显然,这是不可能的。所以,"不及本部"或"不能满部"只是说明了短脉名称之由来,而对"不及本部"或"不能满部"的解释却是不能成立的。

(2)尺寸退缩 为了说明"不及本部"或"不能满部"的原因,《脉诀刊误》提出了尺寸退缩说。称:"寸口、尺中皆退缩,附近关中见一半,如龟缩头曳尾之状。"第一句"寸口、尺中皆退缩"比较好理解,就是寸脉和尺脉都缩短了。

第二句"附近关中见一半"容易造成误解,或理解为"只有半指能准确地感到它的搏动,还有半指模糊不清",那么,"半指"是哪个半指还是三个半指都是呢? 抛开"附近关中"四个字,就完全说不清楚了。其实,"附近关中"就是靠近关部的部位;"见一半"就是脉波长度仅为常脉的一半,即尺部见一半长度的脉,寸部也见到一半长度的脉。

第三句"如龟缩头曳尾之状",更不易理解,故很少见脉书引用。其实,此"曳"字是来自古代成语"举前曳踵"。《礼记·玉藻》:"执龟玉,举前曳踵,缩缩如也。""缩头曳尾"之"曳"字即用此义,犹缩头缩尾也。故《濒湖脉学》短脉体状相类诗有"两头缩缩名为短"之句。这是一个比喻,因为尺部和寸部只能见到一半脉,所以就"本部"(寸、关、尺三部)而言,就像缩头缩尾之龟。

（3）来去乖张 《四言脉诀》说："短则不及，来去乖张。""乖张"这个词儿用得特别，所以后世医家没有沿袭这一说法。所谓"乖张"，意思是不合常规。那么，"来去乖张"就是指尺脉和寸脉的来去不合常规了。试想：尺脉的长度仅为常脉之一半，只能见到短缩的来波，寸脉的长度仅为常脉之一半，只能见到短缩的去波，能说不"乖张"吗？

"来去乖张"与"尺寸退缩"说的是一个意思。可见，短脉除"短"的特征外，"来去乖张"或"尺寸退缩"是其另一特征，而且是独具的特征。

（4）短、动之别 古今不少脉书都将短脉与动脉相比，并不恰当，因为相类才可相比，而二脉并不相类。如《通雅·脉考》说短脉和动脉都是"无头无尾"，故此相类。实际上，动脉是无头无尾，而短脉是缩头缩尾，二者并不相类。这样的比类在诊断上是没有意义的。

2.短脉脉象 短脉脉象的主要要素如下：

第一，脉势。短脉的重要特征是"来去乖张"，即寸部、尺部脉波皆短缩。

第二，脉形。短脉的体形短，不及本位，正如清代医家黄琳《脉确》所说："不能满部，两头缩缩。"

第三，脉率。有些脉书说短脉的脉率为迟，但临床实践检验，一般在一息四、五至以上。

第四，脉位。短脉低沉，只见于尺部和寸部，故有"关不诊短"之说。但尺部见到是缩短的脉，寸部见到的也是缩短的脉。《濒湖脉学》短脉主病诗云：

> 短脉惟于尺、寸寻，短而滑数酒伤神。
>
> 浮为血涩沉为痞，寸主头疼尺腹疼。

3.脉案举例

火扰神志 姜××，女，57岁。丈夫前几年因意外事故不幸身

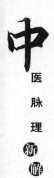

亡,精神受到强烈刺激,时时感到恐惧,晚上难以入睡。切脉左寸浮取数短无力。左寸浮取候心包,数主火,短无力是心包气津两虚。心包主神明,心包气津亏虚无力抗邪,火扰心包神明则恐惧不安。治以滋阴降火安神。处方:

生地12g 天冬12g 麦冬12g 党参20g 玉金12g

炒枣仁12g 柏子仁12g 茯神12g 远志9g 朱砂1g
(冲服) 生甘草3g

服3剂后明显好转。切脉有左关沉取脉数。左关沉取候肝,数主火,肝火旺。肝火旺多与情志关系密切,生活中诸事不顺易上火,肝火旺则上扰心包神明。治以重镇潜阳,滋阴安神。上方加磁石重镇潜阳,怀牛膝引血下行。处方:

磁石15g 怀牛膝15g 生地12g 天冬12g 麦冬12g

党参20g 郁金12g 炒枣仁12g 柏子仁12g 茯神12g

远志9g 朱砂(冲服)1g 生甘草3g

服3剂后病愈。

诊治体会:短脉形体短,指按不能满指,为气血亏虚鼓动无力所致。

膀胱虚火 丛××,男,45岁。患膀胱炎已4年,反复发作,尿急尿频尿痛。诊脉:左关浮取脉数,左尺浮取数短无力。左关浮取候胆,数主火,胆火旺;左尺浮取候膀胱,数主火,短为数脉脉波起点到落点距离短,主膀胱气虚。此为胆火下注膀胱导致老病复发。治以清热利尿,补肾益气。处方:

扁蓄15g 黄柏15g 土茯苓15g 白茅根20g 怀牛膝15g

杜仲20g 黄芪30g 熟地15g 白芍15g 当归15g

黄芩15g 土大黄12g 生甘草3g

服3剂后来复诊,说药拿回去晚上吃了一包(半服),第二天早上尿急尿频尿痛就明显好转,三服吃完全好了。诊脉:膀胱脉仍有数象,脉短变化不大。患者自我感觉很好,但脉仍数短,是病邪未净。

中药是组方,一个方治疗多个点,吃药后尿不急不痛是治疗尿路症状的效果大于其他方面。仍需继续治疗,以巩固效果,以免反复。

三、滑 脉

1. 医家解说

《内经》多次讲到滑脉,但以论述滑脉主病为主,未曾论及滑脉之脉象。《伤寒论》虽论及滑脉,然语焉不详,令后世医家颇费猜测,难得要领。自《脉经》之后,解说滑脉者渐多,兹将王叔和、滑寿、李中梓、李时珍诸家之说录之如下:

> 滑脉,往来前却,流利展转替替然,与数相似。(《脉经·脉形状指下秘诀第一》)

> 滑,不涩也,往来流利,如珠走盘,不进不退。(《诊家枢要》)

> 滑,替替往来流利,盘珠之形,荷露之义。(《诊家正眼》)

> 滑脉,往来前却,流利展转替替然,如珠之应指,濈濈如欲脱。……《脉诀》云:按之即伏,三关如珠,不进不退。是不分浮滑、沉滑、尺寸之滑也。(《濒湖脉学》)

以上诸家所述,对滑脉的脉象特征作了比较全面的说明。但由于各家的理解不一,有些问题还需要加以澄清。

(1)往来前却 对于《脉经》的“往来前却”一句,一般脉书大多只注意“往来”,而忽略了“前却”,就不可能了解《脉经》的本来意思。“往来前却”这句话包括两层含义:一是“往来”,指脉波之流动;一是“前却”,指脉波流动的特征。所以,“前却”两个字非常重要,是忽略不得的。

何谓“却”?《说文·卩部》有“却”字,朱骏声《说文通训定声》云:“按,退也。”《广韵·药韵》:“却,退也。”所以,“前却”就是进退的意思。“往来”与“前却”连成一句话,意思就完全不同了。这是

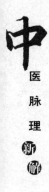

说,脉波在流动,但不是一直前进,也有后退的时候。这样,脉波的流动便出现了一种异常的景象:既进又退,似乎在原处打转。

(2)流利展转　对于《脉经》的"流利展转"一句,一般脉书也是大都注意"流利",而忽略了"展转",而这个"展转"更是不能忽略的。"流利展转"这句话也包括两层意思:一是"流利",指脉波流动的情况;一是"展转",指脉波的流动虽流利却又展(同辗)转。

"展"与"转",在这里为同义字。《说文·尸部》:"展,转也。""展"与"转"构成"展转"一词,其义为反复转,也就是俗话所说的翻来覆去。《诗经·周南·关雎》"辗转反侧"一句,即用此义。"流利"与"展转"连用,其意思非常清楚:脉之流动虽然流利,却又似在原处翻来覆去。

既"流利"又"展转",很难令人理解。这究竟是什么意思呢?如果把"流利展转"与"替替然"连起来读,就容易明白了。

(3)何谓"替替"　对于"替替"或"替替然",刘冠军先生认为是"形容持续不断的意思"。其他脉学著作也有类似解释。张汤敏等先生则认为"替替"为"不滞貌"。似皆未得确解。《尔雅·释诂》:"替,待也。"《广雅·释诂二》:"待,逗也。""替"在这里是停留或逗留的意思。所以,"替替"或"替替然",是形容停留不前的样子。

对于"替替然"的理解,涉及到一个断句问题。古书没有句读,断句成了一门专门的学问。今天读古书一定要正确标点,否则就会读错原文的意思。"替替然"作为一个形容性的词组,不是置于谓语之前当作状语用,就是置于谓语之后当作补语用。许多脉学著作在引用《脉经》时,将其后半句断为"流利展转,替替然与数相似",是错误的。只有将其断为"流利展转替替然,与数相似",才有可能得其正解。由此可知,"流利展转替替然"一句是说:(脉波)流利而辗转,(在原处)停留不前。

正因为"替替然"的用法比较生僻,所以后世医家在引用时,都尽量做到形象化一些。如《诊家枢要》作"往来流利,如珠走盘,不进不退",以"如珠走盘"与"展转"相应,"不进不退"与"替替然"相应。《濒湖脉学》则作"流利展转替替然,如珠之应指",用"珠之应指"来比喻"流利展转替替然"。《诊家枢要》更在"盘珠"之外,进一步比喻为荷叶上的露珠。

(4)三关如珠 《濒湖脉学》引用《脉诀》"三关如珠"的话,并批评说:"是不分浮滑、沉滑、尺寸之谓也。"李时珍的批评有无道理呢? 看来,他是对"三关"的意思发生了误解。因为《脉诀》所说的"三关"并非专指关部,而是涵盖了寸、关、尺三部的。试看《脉诀》的滑脉主病诗:"滑脉居寸多呕逆,关滑胃寒不下食。尺部见之脐似水,饮水下焦声沥沥。"可见,《脉诀》是认为寸、关、尺三部都可见到滑脉的。

《脉诀》称:"三关如珠,不进不退。"这一点很重要。因为这是滑脉的独有特征。这是说:在寸、关、尺三部所见到的如珠形圆脉,都"不进不退",似乎是独立的三颗珠,相互之间并不连接,不能形成一条线。这与紧脉的线索脉不同,正是滑脉与紧脉的主要区别所在。

2.平病之辨

滑脉是亦平亦病之脉,故必先辨明滑脉是平是病。

对于健康人来说,滑脉本是平脉。《伤寒论》说:"阴阳和合,故令脉滑,关尺自平。"明代医家张介宾也说:"若平人脉滑而和缓,此是营卫充实之佳兆。"

滑病脉则不然。《素问·脉要精微论》:"滑者,阴气有余也。阴气有余,为多汗身寒。"张志聪注解曰:"邪入于阴,则经血沸腾,故脉滑也。"张介宾称:"滑乃气实血壅之候。""气实血壅"或作"血实气壅"。对此,元代医家滑寿早有解释说:"血实气壅之候,盖气不胜于血也。为呕吐,为痰逆,为宿食,为经闭。上为吐逆,下为气结。"

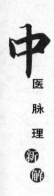

那么，怎样区别滑平脉和滑病脉呢？其实，《脉经》已经提供了答案："与数相似。"说滑脉与数脉相似，是什么意思？它说明了两点：①滑脉的至数与数脉"相似"；②但滑脉的至数并不等同于数脉的至数。对此，《濒湖脉学》的滑脉体状诗作了明确的提示：

> 滑脉如珠替替然，往来流利却还前。
> 莫将滑数为同类，数脉惟看至数间。

3.滑脉脉象

滑脉的脉象要素与若干病脉都有相似之处，有助于人们对滑脉的认识。但是，"相似"究竟不是相同，这是必须加以注意的。

第一，脉势。根据《脉经》的说法，滑脉与数脉"相似"。其相似之处可能有二，除至数与数脉"相似"外，脉势也"相似"，都是气来甚盛。滑寿说："脉者血之府，血盛则脉滑。"

但是，如果对滑脉与数脉认真比较，便不难发现，二者除气盛一点外，差别还是很大的。其脉波在运动轨迹方面的差别尤为明显。就此而言，不如说滑脉与动脉更为"相似"。本来正常的脉波来支与去支呈斜向，"不进不退"则指来波与去波的底角角度增大，似有陡起陡落之意。这正与动脉的情况相似。

应该说，滑脉脉波的运动轨迹与动脉十分相近。二者的来波升起的角度都很大，去波落下的角度亦同。寸、关、尺三部皆见。

第二，脉形。滑脉与动脉相比，也有相似之处，但对波峰部分的指感却不相同：动脉的波峰部分指下的感觉是扁圆或椭圆，形状如豆；滑脉的波峰部分指下的感觉是满月之圆，形状似盘中之珍珠，又似荷叶上滚动的露珠。

第三，脉率。滑病脉的脉率比滑平脉快，但也不是快得太多。滑平脉为一息四至，滑病脉一般为一息五至上下。虽说滑脉与数脉相似，但数脉的脉率有时可达到一息七至以上，这是滑脉所不能比的。

第四，脉位。滑脉的脉位不同，主病也不同。《濒湖脉学》的滑脉主病诗云：

> 滑脉为阳元气衰，痰生百病食生灾。
>
> 上为吐逆下蓄血，女脉调时定有胎。
>
> 寸滑膈痰生呕吐，吞酸舌强或咳嗽。
>
> 当关宿食肝脾热，渴痢癫淋看尺部。

其中，比较常见之症有三种：①左寸沉取见滑脉，主痰饮呕逆；②右关浮取见滑脉，主积食不化；③左尺沉取见滑脉，主妇女妊娠。

4. 病案举例

气滞血瘀　姜××，女，28岁。妊娠5个月。5天前下班时，雪天路滑不慎摔了一跤。当天没有什么不适症状。第二天开始肚子痛。第三天阴道见少量血，害怕流产来诊。切脉左尺沉取弦涩。左尺沉取候妇科，弦主气滞，涩主血瘀，诊为胞宫气滞血瘀。治以活血理气止血。处方：

柴胡8g　白芍15g　白术15g　川断炭15g　阿胶9g　炒杜仲20g　棕榈炭15g　当归15g　佛手片15g　青皮12g　生甘草3g

服6剂后来复诊，说原先肚子里就感到像肿了一样，现在松开了，不痛了，这几天也没见出血。诊脉为左尺沉取滑脉，已恢复正常。

诊治体会：滑脉主妊娠，一般人都知道。谁家媳妇不来月经了，一家人都陪着找中医看有没有喜脉，以确定是否怀孕。其实人们对喜脉的认识，与实际脉诊存在差距，怀孕者不一定都现滑脉。此例为孕妇脉弦涩，病脉掩盖了滑脉。

临床上还有多种怀孕而不现滑脉的。如：孕妇气血亏虚，脉细弱无力，无力现滑脉；妊娠呕吐，胎气不顺反上逆，两尺脉弦，不现滑脉；妊娠腹痛，小腹发凉，尺脉紧，不现滑脉。只有健康无病的孕妇，血气充盈见滑脉，应指明显，来去从容，反复推敲按之都滑，民间俗称"喜"是有道理的。《濒湖脉学》曰："女脉调时定有胎。"孕妇

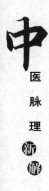

身体状况差的,虽也见滑脉,但脉的质量也次,滑脉短小;孕妇身体状况再差的,滑脉似有似无,指下感到是滑,细推之又不像。

食伤脾胃　卢××,男,78岁。表情痛苦,不停呻吟来诊。诊脉:右关浮取脉滑。右关浮取候胃,滑脉在胃,主胃中有积食。我问:你吃不消化的东西了?患者说:我不能吃韭菜,老伴包韭菜饺子我吃了几个,胃胀痛恶心。治以消积泻下。有一方叫枳实导滞汤,歌曰:枳实导滞连芩曲,茯苓泽术与大黄;食湿内停生郁热,腹胀便秘此方灵。处方:

大黄12g　枳实12g　代赭石15g　黄连6g　生白术15g

砂仁5g　半夏8g　生麦芽15g　山楂12g　神曲12g

内金10g　生甘草3g

服一剂,即便下而安。切脉为胃脉弦。

诊治体会:关于滑脉主病,《濒湖脉学》说:"寸滑膈痰生呕吐,吞酸舌强或咳嗽,当关宿食肝脾热,渴痢癫淋看尺部。"主病繁杂,无病不主。滑脉脉位两手寸、关、尺各部皆见。

临床所见:滑脉所主之病,主要有二,即积食、妊娠。滑脉脉位,积食在右关浮取;妊娠五月在左尺沉取。并非如诸家所说,诸病皆主,各部皆见。其道理与滑脉形成机理有关,胃中积食,胞宫有物,皆可形成滑脉。气管、肺部有痰,痰附在管壁上,不形成团状,脉缓;胃酸在胃壁不能成团块阻气机,脉缓或缓数;肝脾热,脉数;消渴(糖尿病),脉多虚、洪、大;癫、疝,脉多弦;淋为小便频数短涩,热淋脉数,石淋脉弦涩,血淋脉数、缓数,膏淋脉缓、缓数,劳淋脉虚弱等,皆不见滑脉。

四、散　脉

1.医家解说

在汉代以前的医书中,脉散的"散"不是一个固定的概念,有时表示平脉,有时为病转愈之脉,有时则表示病脉乃至危重病之脉。到了晋代,始将"散"作为病脉之名。从王叔和开始,滑寿、齐德之、李中梓、张璐、程观泉诸家继之,皆有解说,录之如下:

> 散脉,大而散,散者气实血虚,有表无里。(《脉经·脉形状指下秘诀第一》)

> 散,不聚也,有阳无阴,按之满指,散而不聚,来去不明,漫无根柢。(《诊家枢要》)

> 散脉之诊,似浮而散,按之则散而欲去,举之则大而无力,其主气实而血虚,有表无里。(《外科精义》)

> (散脉)自有渐无之象,亦有散乱不整之象。当浮候之,俨然大而成其为脉;及中候之,顿觉无力而减其十之七、八;至沉候之,杳然不可得而见矣。(《诊家正眼》)

> 散脉者,举之浮散,按之则无,去来不明,漫无根蒂。(《诊家三昧》)

> 散有二义,一自有渐无之象,一散乱不整之象,比如杨花散漫,或至数不齐,或多寡不一,为危殆之候。(《医述》)

(1)构成条件　以上各家所述,除"大而散"外,还有哪些可作为散脉的构成条件呢? 这就需要一一进行分析和验证。

(2)气实血虚　"气实血虚"是不是散脉的构成条件? 对此,大多数医家都未作出正面回答,但也有认为确实"有气实而有力的散脉"。其实,"气实血虚"是说散脉所主之病。元代医家齐德之即指出,散脉"主气实而血虚"。所以,"气实血虚"不可能是散脉的构成条件。

(3)有表无里　何谓"有表无里"? 由于历代医家的临床感受不同,说法很多,值得探讨。我的理解是,"有表无里"是对"大而散"的描述。先说"有表":"有表"是描述散脉之"大"。散脉之"大",不像其他脉象之"大",比如"浮大"、"洪大"、"实大"等等都不是,虽然"按之满指",却徒然"有表",是一种并不实在的"大"。所

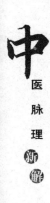

以,明代医家李中梓说它"俨然大而成为脉",清代医家周学海说它"形体宽泛而两边不敛,浑浑不清耳"。

再看"无里"。无里是描述散脉之"散"。历代有许多医家根据各自的临床实践和感受,对散脉之"散"进行描述,如滑寿"散而不聚",齐德之"按之则散而欲去,举之则大而无力",李中梓"有散乱不整之象",张璐"举之浮散,按之则无"。所有这些描述,都说明众多医家对散脉的"散"有一个大致相同的感受,即脉力极弱,其充盈度极差。

所以,正确理解"有表无里"的含义是十分重要的。"有表无里"与"大而散"共同构成了散脉的必备条件,并成为散脉的独有特征。

(4)来去不明　何谓"来去不明"？"来去"应指来波和去波。这是说:散脉在诊时没有明显的来波和去波。故医家称甚"漫无根蒂"。所谓"无根",就是按时感觉不到明显的脉波起落,指感是"漫无根蒂",好像只是一段低平的薄纱条儿在指下蠕蠕而动。所以,"来去不明"应该是散脉的又一构成条件,也是散脉的重要特征。

散脉的这一特征,为许多医家所关注,并作出解释。如明代医家李中梓指出散脉"自有渐无之象",因此,"当浮候之,俨然大而成其为脉;及中候之,顿觉无力而减其十之七、八;至沉候之,杳然不可得而见矣"。但是,也有医家认为,"来去不明"是指来波和去波的至数不齐。是否如此呢？ 这个问题很重要,需要认真分析。

(5)至数不齐　《脉经》和唐宋医书中未见此说。此说之流行,大概始于明代。《濒湖脉学》引柳贯之说称:"无统纪,无拘束,至数不齐,或来多去少,或去多来少,涣散不收,如杨花散漫之象。"李时珍并有散脉体状诗云:"散似杨花散漫飞,去来无定至难齐。"后来之医家多宗此说,并沿袭至今。

其实,对于"至数不齐"说也有提出质疑者。如周学海为程观泉《医述》作注,即指出:"乍大乍小,乍疏乍数,至之散也;乱如麻

142

子,形之散也,皆主死。寻常病脉,只是形体宽泛而两边不敛,浑浑不清耳。"这就是说,诊察散脉时必须要区分寻常病脉与危重病脉,而正常的散脉只是寻常病脉。

　　周学海的这一提示很有意义。他告诫诊者:切脉时务必注意脉象的变化,若出现至数不齐、乍数乍疏的脉象,应考虑散脉发生转化,并根据所止的特点,归为结脉、促脉或代脉。由此看来,将"至数不齐"作为散脉的构成条件,是不恰当的。

　　2.散脉脉象　散脉脉象的主要要素如下:

　　第一,脉势。散脉是"无根"脉,"来去不明",没有明显的来波和去波,也就没有明显的脉波起落的指感。

　　第二,脉形。散脉的脉形:一是大,"按之满指";二是散,脉形极薄,其薄似纱,指下感觉不到脉的清晰边缘。一般脉长不及三部。

　　第三,脉率。因脉力极弱,散脉的脉率一般迟缓,但也有时脉率较快,类似数脉。

　　第四,脉位。散脉浮散,浮取即得。一般仅在寸部和关部可见,偶见于尺部。《濒湖脉学》有散脉主病诗云:

　　　　左寸怔忡右寸汗,溢饮左关应软散;

　　　　右关软散胕胕肿,散居两尺魂应断。

所以,医者见散脉应谨慎治疗,区别脉位以察病情,若发现"散居两尺",就要考虑散脉已经发生转化了。

　　3.脉案举例

　　肝癌腹水　田××,男,78岁。肝癌腹水,腹胀满,不小便。两尺两关脉沉紧。紧脉是腹水常见的脉象,因水属阴。通过脉象鉴别腹水轻重,两尺沉紧积水在下焦,两尺、两关皆沉紧积水已到中焦,病情严重,肝癌腹水治疗难度更大。治以温阳利水。处方:

　　生白术20g　茯苓15g　黄芪30g　阿胶9g　大腹皮15g

　　泽兰15g　车前子15g　当归15g　怀牛膝15g　制附子15g

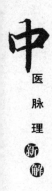

細辛 5 g　大黄 12 g　熟地 15 g　生甘草 3 g

服 3 剂后有效,但不理想,小便一天有四、五百毫升,仍腹胀。于是,其儿女决定到专门治癌症的诊所治疗。三天后其女儿来说,服癌症诊所之药后,一天泄下 20 多次,昨天开始便血,务必去看看。切脉为散脉。此即峻下,元气大伤散乱,元气不能固摄气血。建议住院,入院当天大肠大出血而亡。

诊治体会:肝癌腹水脏腑功能本已衰竭不能利水,水聚腹中。峻下之法大伤元气,元气散乱,形成了散脉。

五、濡　脉

1. 医家解说

濡脉作为病脉的名称之一,始于晋代。但当时还是濡脉与软脉并用,后来才渐渐用濡脉代替软脉了。从王叔和起,孙思邈、滑寿、齐德之、李中梓、李时珍、方以智、程观泉诸家皆有所论,兹一并录之如下:

软脉,极软而浮细。一曰:按之无有,举之有余。一曰:细小而软。软一作濡。曰濡者,如帛衣在水中,轻手相得。(《脉经·脉形状指下秘诀第一》)

濡,无力也,虚软无力,应手散细,如棉絮之浮水中,轻手乍来,着手即去。(《诊家枢要》)

软脉之诊,按之则如帛在水中,极软而沉细。亦谓之濡。(《外科精义》)

濡脉细软,见于浮分,举之乃见,按之即空。(《诊家正眼》)

濡形浮细按须轻,水面浮绵力不禁。(《濒湖脉学》)

濡弱之别:濡者细软而浮,弱者细微而沉。(《通雅·脉考》)

濡脉之浮软,与虚脉相类,但虚脉形大,而濡脉形小也。濡脉之细小,与弱脉相类,但弱在沉分,而濡在浮分也。濡脉

之无根,与散脉相类,但散脉从浮大而渐至于沉绝,濡脉从浮小渐至于不见也。(《诸脉条辨》)

综合各家所论,有些问题还不够清晰,尚待进一步讨论。

(1)脉名之改　濡脉即软脉,是没有问题的。但是,为何最终以濡脉代替软脉呢?这有一个过程。晋时,《脉经》虽以软脉为脉名,特别注明"软一作濡"。可见,当时软脉与濡脉是并用的。到唐代,依然如此。如《千金方》作"软",《千金翼方》则作"濡"。直到元代,《诊家枢要》作"濡",《外科精义》则作"软",表现软脉与濡脉仍然同用。正式以濡脉代替软脉,应该是在明代。此后,脉书中多用濡脉而不用软脉了。

后来之所以用濡脉而不用软脉,可能与"濡"字更能表述濡脉的特征有关。"濡"字有两种读法:一读乳兖切 ruǎn,是柔软的意思,与"软"同音通用;一读入朱切 rú,是浸渍的意思。《广雅·释诂》:"濡,渍也。"《集韵·虞韵》:"濡,霑湿也。""濡"字的这一双重含义,更能够表现濡脉的特征。这就是濡脉最终被普遍认同的主要原因。

(2)构成条件　濡脉有哪些构成条件?古代医家意见纷纭,并无成说。今之医家意见大体一致,认为濡脉的构成包括三个条件:一是细,二是软,三是浮。也有认为濡脉是综合浮、细、无力几种条件而成的,只是把"软"换成无力而已。

但是,我认为,构成濡脉的最重要的条件是"无根"。濡脉与散脉相类,都是无根脉。滑寿即指出了濡脉"应手散细"的特点。程观泉进一步指出:"濡脉之无根,与散脉相类,但散脉从浮大而渐至于沉绝,濡脉从浮小渐至于不见也。"不了解濡脉属于无根脉,就不可能真正认识濡脉。清代医家周学霆在《三指禅》中说:"浮之轻者为濡,平沙面雨霡千点。"并有诗云:"濡脉按须轻,浮萍水面生。"形象地描绘了濡脉散和无根的特点。

2.濡脉脉象　濡脉脉象的主要要素如下:

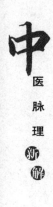

第一，脉势。濡脉属于无根脉，没有明显的来波和去波，按时指下也就没有明显的脉波起落的感觉。

第二，脉形。濡脉的脉宽小于正常，呈线状，细小。

第三，脉位。濡脉的脉位较浅，浮取即得，重按则无。三部皆可见。濡脉主血虚之病，又为伤湿。《濒湖脉学》濡脉主病诗云：

濡为亡血阴虚病，髓海丹田暗已亏。

汗雨夜来蒸人骨，血山崩倒湿侵脾。

寸濡阳微自汗多，关中其奈气虚何！

尺伤精血虚寒甚，温补真阴可起疴。

3.脉案举例

外感风湿　徐××，女，36岁。因感冒求诊。六脉浮缓濡。六脉俱浮病在表，缓主湿，为外感风湿。缓脉主湿，湿性柔软，脉势本应软，如气虚脉无力则更软。治以补气祛风胜湿。处方：

羌活10 g　独活12 g　防风10 g　荆芥10 g　苏叶10 g
茯苓12 g　黄芪25 g　党参25 g　当归12 g　白芍12 g
熟地12 g　生甘草3 g

服3剂后汗出而愈。

诊治体会：《脉经》论软濡脉说"极软而浮细"，多指气虚外感风湿，气虚脉无力，湿性柔软，两者相遇脉更软，故《脉经》说"极软"。但仅凭脉软无法独立完成诊断，还须与脉势之"无根"结合起来诊察方可。

气弱表虚　田××，女，42岁。多汗。吃热饭或情绪激动就出大汗，上半身头部为多。切脉浮细濡。《伤寒论》曰："其脉浮，而汗出如流珠者，卫气衰也。"卫气行于表抵御外邪，脉浮为表，细濡为表虚，不能固摄而自汗。治以益气固表止汗。处方：

黄芪30 g　白术15 g　防风12 g　浮小麦30 g　煅牡蛎20 g
麻黄根12 g　五味子9 g　西洋参4 g　白芍15 g　熟地15 g
生甘草3 g

服6剂后来复诊,自称病好转明显,虽出汗也不多。切脉脉细。脉不浮濡,表虚治已见效,脉细为血虚。治以益气养血,固表止汗。上方加阿胶。处方:

阿胶9g　黄芪30g　白术15g　防风12g　浮小麦30g

煅牡蛎20g　麻黄根12g　五味子9g　西洋参4g　白芍15g

熟地15g　生甘草3g

服6剂后自汗基本治愈,舌苔根部白腻。切脉弦缓。缓脉主湿,阿胶性黏腻,久服有碍脾运化水谷而有湿。去阿胶加焦三仙各12g、内金10g,以助脾运化巩固疗效。

六、微　脉

1.李时珍医家解说

"微"作为一种脉象,最早见于《内经》。如《素问》称:"气血微则脉微。"这里的"脉微",是指病理变化的脉象。"微"有时也指生理变化的现象。如《素问》所说的"微弦"、"微钩"、"微毛"等,就是正常人的脉象。

《伤寒论》对微脉的论述很多,基本上将其定义为病脉了。如《伤寒论·平脉法》称:"微者卫气衰,微者卫气疏,微则为虚。寸口诸微,亡阳。"又称:"假令脉来微去大,故名反,病在里也。"但是,《伤寒论》微脉的脉象要素未作描述。

《脉经》将微脉列为二十四种病脉之一,并对其脉象作了描述。其后,孙思邈、张介宾、李时珍、张璐诸家皆有所述,兹引之如下:

微脉,极细而软。或欲绝,若有若无。(《脉经·脉形状指下秘诀第一》)

按之短小,不至动摇,若有若无,或复浮薄而细急,轻手乃得,重手不得,名曰微。(《千金翼方》)

微脉轻微瞥瞥乎,按之欲绝有如无。微为阳弱细阴弱,细

147

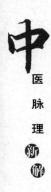

比于微略较粗。(《濒湖脉学》)

微脉者,似有若无,欲绝非绝,而按之稍有模糊之状。不似弱脉之小弱分明,细脉之纤细有力也。(《诊家三昧》)

(1)构成条件　根据各家所论,可以确定"细而软"为微脉的基本构成条件。那么,微脉是否还有其他构成条件呢?

对此,今之医家大致有三种见解:

第一种:坚持"细而软"说。许进京先生说:"凡脉体'细'而'软'者即是微脉,除此之外,不含其他因素。"

第二种:须加"脉力极小"。张润杰先生认为,微软的构成条件应包括"脉力极小。"他说:"《脉经》中说'微脉,极细而软。或欲绝,若有若无。'也有人认为只是'细''软'两方面的要素,其实如果脉力不小是决不会'若有若无'的。"

第三种:构成三要素说。赵恩俭先生说:"微脉是细无力、若有若无、模糊不清的几个因素构成的。"邹运国先生以细脉与微脉作对比,也指出微脉除"有细软无力的体状"外,还"以似有似无、模糊不清为特点"。

在以上三种意见中,"细而软"说肯定是不够的,因为还有其他脉,如弱脉、濡脉等,也都具有"细而软"的特点,仅用"细而软"是无法加以区别的。加上"脉力极小"的条件,也无此必要,因为"软"即脉无力的表现,所以或将"细而软"以"细无力"代之。至于将"若有若无"和"模糊不清"作为微脉的构成条件,是否可行呢? 这是需要作些探讨的。

(2)若有若无　《脉经》的原句是"或欲绝,若有若无",将"或欲绝"与"若有若无"拆开,意思便不好讲了。所以《濒湖脉学》将上下句合而为一,称为"按之欲绝有如无。"后世医家对此句的说解,以《千金翼方》和《诊家三昧》最值得注意。

《千金翼方》解曰:"不至动摇,若有若无,或复浮薄而细急。"先是说"不至",后又说"细急",分明讲的是脉率。所谓"不至动摇",

是说脉搏在跳动,至数不清楚。《难经集注》引杨玄操说,将"不至动摇"改为"不动摇",完全曲解了《千金翼方》的原意。《千金翼方》在讲完"不至动摇,若有若无"之后,接着用了一个"或"字,表明还有一种情况,就是脉"浮薄而细急"。临床实践验证,确实微脉的脉率较快,多在一息五至左右。

《诊家三昧》解曰:"似有若无,欲绝非绝,而按之稍有模糊之状。"在此之前的医家,也有类似的说法。如张太素《太素脉秘诀》称:"宛然如毛发,隐隐涩涩疑不可状,在于有无间。"李中梓《医宗必读》称:"似有若无,模糊难见矣。"这些描述,实际上包括了脉率和脉势两个方面。费兆馥先生说:"所谓稍有模糊,乃言其至数不甚清楚,来去模糊,在有无之间。"这一解释是十分正确的。

基于以上所述,我认为,"若有若无"的说法太笼统,似可将"模糊不清"改为"来去模糊",作为微脉"细而软"、"若有若无"之外的另一必备的构成条件,较为切合实际。

2.微脉脉象 微脉脉象的主要要素如下:

第一,脉势。由于微脉的脉波"隐隐约约,微渺难寻",因此其来波和去波皆不明显。有医家称其"模糊而来,模糊而去",是有道理的。

第二,脉率。微脉的脉率有两种情况:一是至数不清楚;一是较快,多在一息五至左右。

第三,脉位。微脉的脉位表浅,浮取可得,脉长不及三部。主气血亏虚之症。《濒湖脉学》有微脉主病诗云:

寸微气促或心惊,关脉微时胀满形。

尺部见之精血弱,恶寒消瘅痛呻吟。

但要注意:若病人病情恶化,会出现脉象由微至绝的过程。如康应辰《医学探骊》所说:"浮取即得,应指微微无力,若重按尺部,尚可有脉,寸、关部位则不能也。"

3.脉案举例

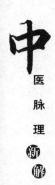

心气衰微　孙××,女,25岁。心肌炎三年,心悸,动则心慌气短。左寸沉取微脉。左手沉取候心,微脉时有时无,心搏力度不均匀,力量大时脉可见,力量小时脉不见,此为心气虚极。建议服用中成药柏子养心丸。

后又来诊,说柏子养心丸吃了4瓶,来看看效果怎样。诊脉:心脉细无力不微。脉细为虚,但细脉虽细常有,不似微脉似有似无,治疗有效。又嘱西洋参4g每天泡水喝。

诊治体会:微脉在心为心气虚极,属危重病证。此类病人宜静心休息,不可感冒、上火、劳累。因心气本虚,操劳消耗气力,使心气更虚。如果再外感风寒湿、上火等,病邪乘虚侵入心脏,壅塞气机致使心气不通。

肾精不足　苏××,女,32岁,全身关节响。身体一活动关节就响,脊柱像蛇那样一扭动,一节一节地从下响到上。结婚到现在一直不怀孕。诊脉:两尺沉取微脉。两尺沉取候左右两肾,微为肾精气虚甚。肾主骨,肾精虚则不生骨,不能滋养骨。骨关节上敷一层软骨,肾精充足软骨厚弹性好;肾精严重不足软骨薄,活动时硬关节碰硬关节产生响声。

治病求本。问:年龄不大为什么肾这么虚?患者称:从有月经,量一直很多,来一次月经就像大病一场。月经量多应该是导致肾精不足的主要原因。精血相互转化,精充足可以转化为血,血充足了可以转化为肾精,月经长期量多而血虚,血虚无以化精。应先调经。治以养血止血,温脾补肾。处方:

灶心黄土30g　炒白术15g　制附子12g　阿胶9g　山茱萸15g　山药15g　炒杜仲30g　怀牛膝15g　麦芽15g

服6剂又来复诊,称这次月经来量不多,身体不那么累了,骨头仍响。诊脉:两尺细无力不微。肾脉细较微,为病情好转。治以补肾壮骨。处方:

阿胶100g　鹿角胶100g　龟板胶100g　当归50g

黑芝麻50 g　核桃50 g　焦三仙各40 g （一料粉碎为面,每天 10 g）

一料服完骨关节响明显好转。

诊治体会:微脉之虚,气血阴阳皆虚,用药都要兼顾。补药性滋腻应加消导之品。

以上五节,介绍了动、短、滑、散、濡、微六种头尾不显类病脉,其共同的特点是脉波之来去不显,或“无头无尾”,或“缩头缩尾”,或为所谓“无根”脉,或“微渺难寻”,然各脉仍相互有别。兹将其脉形、脉位及脉势列表8－1如下。

表8－1　六类病脉的脉形、脉位及脉势

脉名	脉形	脉位	脉势
动脉	形体如豆,无头无尾	关部独盛	来去皆盛,来波起点靠近关部中间线,升起后坡度极陡,去波与之相应,故指下感觉不到来波和去波
短脉	形体甚短,缩头缩尾,长不能满部	只见于寸部和尺部	来去乖张,寸部、尺部脉波皆短缩
滑脉	指感似满月之圆,形如盘中珍珠	三部浮取、沉取皆可见	气来甚盛,来去不显
散脉	脉形大而散,按之满指,其薄似纱,长不及三部	浮取即得,一般仅见于寸部和关部,尺部偶见	乃是“无根”脉,“来去不明”,没有明显的来波和去波
濡脉	脉宽小于正常,呈线状,细而软	浮取即得,重按则无,三部皆可见	亦为“无根”脉,与散脉相类,然浮小而渐至不见,不似散脉浮大而渐绝
微脉	脉形短小,极细而软,似隐似现	脉位表浅,浮取可得	脉波“隐隐约约,微渺难寻”,“若有若无”,来波“模糊而来”,去波“模糊而去”

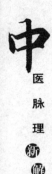

第九章 浮沉合取类病脉(上)

一、浮 脉

1.医家解说

《内经》曾专门论及浮脉,称:"其气来,轻虚以浮,来急去散,故曰浮。"讲的这是平脉。但又称:"反此者病。"这就指的是病脉了。

晋代王叔和著《脉经》,将浮脉列为二十四脉之首脉。其后,唐代之王焘、宋代之崔嘉彦、元代之滑寿和齐德之、清代之张璐等医家皆有所论,兹一并录之如下:

浮脉,举之有余,按之不足。(《脉经·脉形状指下秘诀第一》)

浮脉之状,在皮肤,轻手可得,重按则似有若无。(《指迷方》)

浮脉法天,轻手可得,泛泛在上,如水漂木。(《四言脉诀》)

浮,不沉也。按之不足,轻举有余,满指浮上,曰浮。(《诊家枢要》)

浮脉之诊,浮于指下,按之不足,举之有余,冉冉寻之,状如太过,瞥瞥然见于皮毛间。(《外科精义》)

浮脉者,下指即显浮象,按之稍减而不空,举之泛泛而流利。不似虚脉之按之不振,芤脉之寻之中空,濡脉之绵软无力也。(《诊宗三昧》)

诸家所论，互有异同，主要表现在对浮取的表述方面。所以，有的问题还需要作进一步的探讨。

（1）轻手可得　此句是强调浮脉之"浮"。《难经》即称："浮者，脉在肉上行也。"《脉经》讲浮脉时，也在文后加注小字："浮于手下"。表明有此一说。到唐代，王冰又说："在皮肤，轻手可得。"崔嘉彦从之，继谓："轻手可得，泛泛在上，如水漂木。"所以，《濒湖脉学》浮脉体状诗有"浮脉惟从肉上行，如循榆荚似毛轻"之句。前句来自《难经》，原义本是讲的浮象；后句来自《内经》，原义本是讲的肺平脉。这两句诗都与作为病脉的浮脉无关。

其实，浮象与浮脉，二者是有区别的。轻手可得的不一定是浮脉，也可能是其他的脉，如芤脉、洪脉、虚脉、散脉、濡脉等。所以，不能认为轻取即可得到浮脉，必须按举寻之，才可断为浮脉还是其他的脉。否则，仅仅得到浮象，尚无法区别是何种脉。正如《诊宗三昧》所说："（浮脉）不似虚脉之按之不振，芤脉之寻之中空，濡脉之绵软无力也。"《濒湖脉学》之浮脉相类诗亦云：

　　　　浮如木在水中浮，浮大中空乃是芤。

　　　　拍拍而浮是洪脉，来时虽盛去悠悠。

　　　　浮脉轻平似捻葱，虚来迟大豁然空。

　　　　浮而柔细方为濡，散似杨花无定踪。

并加注曰："浮而有力为洪；浮而迟大为虚；虚甚为散；浮而无力为芤；浮而柔细为濡。"可见，光是强调浮脉之"浮"，以为轻手即可得到浮脉，是不行的。

（2）按举寻之　《脉经》称："浮脉，举之有余，按之不足。"强调要用按举之法，体会脉的细微变化和异同，以断为何种脉象。但持脉时，按举之法必须与轻重之法结合起来。根据轻重之法，如三菽之重，与皮毛相得；如六菽之重，与血脉相得；如九菽之重，与肌肉相得；如十二菽之重，与筋平；如十五菽之重，按至骨。而这指力递加的十五菽之重的当中，三至七菽为浮候，八至十菽为中候，十一

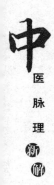

至十五菽为沉候。初按仅如三菽之重,是分辨不出浮脉还是其他脉的。初按之后,还要轻举(即指力减一菽之重)复按,甚至还要一而再、再而三地复按寻之。"举之有余"或"轻举有余",即包括复按。所以,《外科精义》说:"按之不足,举之有余,冉冉寻之。"《诊宗三昧》说:"下指(指初按)即显浮象,按之稍减(指复按)而不空,举之泛泛而流利。"并非简单地"轻手"即可得的。

(3)浮多兼脉　典型的单一浮脉比较少见,多与其他脉相兼,所以主病也不相同。对此,《诊家枢要》有详细的记载,可供参习:

> 浮大伤风鼻塞;浮滑疾为宿食,浮滑为饮。左寸浮,主伤风,发热、头痛、目眩及风痰。浮而虚迟,心气不足,心神不安。浮散,心气耗,虚烦。浮而洪数,心经热。关浮,腹胀。浮而数,风热入肝经。浮而促,怒气伤肝,心胸逆满。尺浮,膀胱风热,小便赤涩。浮而芤,男子小便血,妇人崩带。浮而迟,冷疝脐下痛。右寸浮,肺感风寒,咳喘清涕,自汗体倦。浮而洪,肺热而咳。浮而迟,肺寒喘嗽。关浮,中满不食。浮大而涩,为宿食。浮而迟,脾胃虚。尺浮,风邪客下焦,大便秘。浮而虚,元气不足。浮而数,下焦风热,大便秘。

2.浮脉脉象　浮脉脉象的主要要素如下:

第一,脉势。浮多兼脉,多主外感病。其脉势与所兼之脉密切相关,但也有自身的特点。因浮脉在表,脉波多不鼓高而显弦直,其脉波上升、下降的轨迹不高,因此,浮脉以弦直为多。如浮脉常兼的脉有:浮紧、浮弦、浮迟,脉皆弦直,即见外感风湿的浮缓脉,脉波较缓脉也显低平。

第二,脉形。形体多长可及三部。

第三,脉率。浮脉的脉率一般正常或稍快。浮脉多相兼脉,故其脉率并无常数,视相兼脉为何脉,主何病证,可出现不同的脉率。

第四,脉位。浮脉的脉位较浅,指力如三至七菽之重,按举寻之浮取可得。

3.脉案举例

督脉风寒　王××,女,65岁。老是后背怕冷,已有三年。切脉左手浮取脉俱紧。左手寸、关、尺俱浮,俱见紧脉,为督脉风寒。治以祛督脉风寒。处方:

狗脊15g　海风藤15g　防风10g　荆芥10g　川乌9g
杜仲20g　黄芪20g　当归15g　川芎15g　白芍15g
熟地15g　甘草3g

服药3剂后来诉:服药后感觉不冷了,但还是不敢少穿衣服。切脉督脉迟细。督脉为阳脉之海,寒邪停聚日久,伤督脉阳气,脉迟、细主督脉精血不足。治以温阳补肾。处方:

杜仲20g　枸杞子20g　肉苁蓉15g　菟丝子15g　肉桂9g
鹿角胶2块　熟地15g　黄芪30g　鸡血藤15g　陈皮10g
麦芽15g　生甘草3g

服3剂而愈。

诊治体会:督脉伤寒病邪在经络,要用引经药狗脊引药入督脉,病在经络,要疏通经络,可选用海风藤、络石藤、鸡血藤等藤类药,疏通经络作用较好。

外感风热　乔××,男,50岁。出差到杭州,天气炎热,头痛、身痛,发热37.8℃。自购大青叶、板蓝根服用。办完事急回求诊。诊脉为六脉浮数。六脉浮数为外感风热,是卫气抗邪的表现。治以辛凉解表。处方:

金银花12g　连翘12g　薄荷9g　牛蒡子10g　淡豆豉10g
竹叶6g　玄参12g　生甘草3g

吃完一剂后来电话,吃药后仍头痛、身痛、发烧,不见好转。问:出汗否? 答:不出汗。嘱上药加扑热息痛继续服用。服完第二剂时又来电话:服后汗出热退,身体舒服了。三剂服完病愈。

诊治体会:理论指导实践,正确的实践又能使理论升华。中医理论与实践相联系的桥梁,是脉诊。没有脉诊,不懂脉诊,理论不

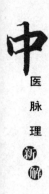

能联系实践,临床只能死搬硬套,有时套对,有时就会套错。掌握了脉诊,诊断明确,治疗正确,见效快,疗效好。

外感风湿　唐××,男,58岁。四年前得心肌炎。以后感冒就易引发心肌炎。近期又感冒了,头昏沉,流涕,心胸憋闷。到某诊所打头孢类消炎针,头两天还行,第三天病情反越来越重。该诊所建议找中医治疗。来时自诉憋闷厉害,喘不上气,不能吃饭,不能睡觉,而躺下憋得更厉害。整晚上在大街上走,只有慢慢走这个动作才能喘上气,已经走了三天了。切脉阴阳俱缓。缓脉主湿,阴阳俱缓为阴经、阳经皆为湿侵。外感风湿病本在表,应解表祛湿。今不解表反输入大量液体,加重体内湿邪;输液进入心又引风湿入心,湿邪阻滞,心经不通,供血不足,心胸憋闷。处方:

羌活10 g　独活12 g　苍术15 g　海风藤15 g　茯苓15 g
川芎15 g　防风12 g　当归15 g　生甘草3 g

服3剂后效果很好,憋闷明显好转,能吃饭能睡觉了。但还不能面向上躺,只能侧卧。诊脉:左手浮取缓、沉取弦。左手浮取候心包,缓主湿,心包湿,心包内为心包液,心包湿重为心包液多;沉取弦,弦为气滞血瘀。治以通络利湿。处方:

瓜蒌15 g　半夏9 g　茯苓15 g　桂枝12 g　地龙9 g　车前子12 g　黄芪30 g　当归15 g　桂圆肉15 g　生甘草3 g

又服3剂后心包脉稍缓,心脉弦稍虚。心包脉虽缓但湿有所减少;心脉弦虚较上次供血不足,原因为祛心包湿伤心血。遂告患者:湿与血同为液体,祛湿伤心血,不祛湿病不能愈。不可急于求成。调整药物,重补血药,轻祛湿药,可反复平衡而愈。

诊治体会:紧、缓、弦、涩,为心肌炎常见脉象。应特别注意:心律齐,脉有力者可治;心脉微弱无力,脉乍紧乍数乍弦者易猝死。

二、沉　脉

1.医家解说

《内经》中屡见沉脉,与浮脉都作为主要的脉象。但是,无论《内经》也好,汉代的《伤寒论》和《难经》也好,对沉脉脉象的解说都不甚清晰。晋代以后,对沉脉的解说渐多,兹将王叔和、滑寿、李中梓、张璐诸家之说引述如下:

沉脉,举之不足,按之有余。(《脉经·脉形状指下秘诀第一》)

沉,不浮也,轻手不见,重手乃得。(《诊家枢要》)

沉行筋骨,如水投石,按之有余,举之不足。(《诊家正眼》)

沉脉者,轻取不应,重按乃得,举指减小,更按益力,纵之不即应指。(《诊宗三昧》)

轻手于皮肤之间不可得,徐按至肌肉中部间应指,又按到筋下部乃有力,此沉脉也。(《脉诀刊误》)

沉脉,重手按至筋骨乃得。如绵裹砂,内刚外柔;如石投水,必极其底。(《濒湖脉学》)

以上诸家所论,意见基本一致,但由于表述相互参差,故有的问题尚有待于澄清之处。

检视诸家所论,多从脉位着眼,或谓"举之不足,按之有余",或谓"轻手不见,重手乃得",都比较笼统。《诊家正眼》说"沉行筋骨",《濒湖脉学》说"重手按至筋骨乃得",表述就趋向具体化了。但这两家的表述尚欠清晰,试问:按至筋骨何处? 便没有答案了。还是《脉诀刊误》回答了这个问题:"按到筋下部乃有力。"根据轻重之法,按如十二菽之重与筋平,按如十五菽之重乃至得按主骨,那么,沉脉就要按如十三、四菽之重,按到筋骨之间才可以得到。

2.沉脉脉象　沉脉脉象的主要要素如下:

第一,脉势。沉脉的显现部位深沉,脉波很低,故来波与去波不显。

第二,脉形。形体短小型脉多无力。形体长属于有力型脉,有

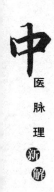

力里实,脉力较强。《濒湖脉学》说它"如绵裹砂","内刚外柔",即指此也。

第三,脉位。惟必沉取,指力增至如十三、四菽乃得。脉位不同,所主之病亦不相同。《濒湖脉学》有沉脉主病诗云:

沉潜水蓄阴经病,数热迟寒滑有痰。

无力而沉虚与气,沉而有力积并寒。

寸沉痰郁水停胸,关主中寒痛不通。

尺部浊遗并泄痢,肾虚腰及下元痌(与痛音近义同)。

并注曰:"沉脉主里,有力里实,无力里虚。沉则为气,又主水蓄。沉迟痼冷,沉数内热,沉滑痰食,沉涩为郁,沉弱寒热,沉缓寒湿,沉紧冷痛,沉牢冷积。"可资参习。

3.脉案举例

寒热互结　傅××,男,43岁。腹泻两个月,每天三次,身倦怠,舌苔黄厚腻。一直服中药,但效果不好。诊脉:右手寸、关、尺缓脉,寸、尺脉位沉浮在中,关脉独沉。素嗜烟酒,舌苔黄厚腻,诸医皆以湿热,治之清热燥湿。寸、关、尺三部脉缓,肺、脾胃、大小肠皆有湿。关脉独沉,沉属阴,此为脾寒,而长期用苦寒之品则脾寒更重,脾寒不能运化水湿,清浊不分而泄下。治以寒热并用,健脾利湿。处方:

干姜9g　黄连9g　生白术30g　苍术15g　蚕沙15g

陈皮10g　木香9g　党参30g　莱菔子15g　焦三仙各12g

内金12g　生甘草3g

服3剂后来复诊,说:服药头两天大便中有许多黏液,第三天少了许多,仅大便一次,身体比以前轻快了。诊脉:脉弦缓,关不沉。脉缓中有弦,为湿已减少;关脉独沉现不沉,为脾寒已除。治以健脾祛湿。因寒热已解,干姜、黄连、大热、苦寒之品去。处方:

炒白术15g　苍术15g　木香9g　陈皮10g　蚕沙12g

党参30g　当归15g　白芍15g　焦三仙各12g　内金10g

生甘草 3 g

服 6 剂而愈。

诊治体会：此例腹泻由多个病邪组成：有的显露在外，如舌苔黄腻为湿热；有不显露于外者，如关脉沉。显露在外者通过望、问可获知，不显露在外者必切脉诊察。关脉独沉为阴寒盛，舌苔黄腻用大热之药而获痊愈。

冲脉虚寒　李××，女，45 岁。小腹及腰喜热怕冷。诊脉：左手寸、关、尺俱沉迟。左手寸、关、尺俱沉在一个水平线上，为冲脉。迟脉主虚寒。诊为冲脉虚寒。治以温阳补肾。处方：

制附子 12 g　肉桂 9 g　菟丝子 15 g　鹿角胶 2 块

淫羊藿 20 g　当归 15 g　熟地 15 g　枸杞子 15 g　杜仲 20 g

怀牛膝 15 g　鸡血藤 15 g　生甘草 3 g

服 6 剂后小腹及腰有暖感，切脉已无冲脉，病愈。

诊治体会：十二经脉、奇经八脉的诊脉位置与脏腑的诊脉位置同在寸口。寸口显示脏腑脉象时不显经络脉象，寸口显示经络脉象时不显脏腑脉象。经络脉在寸口显示时，是经络被病邪扰动才显。故每个经络病证前都有个"动"字，如：动苦少腹痛；动苦颠扑羊鸣；动苦腰背痛等。不动不显，显了以后经过正确治疗，或效好或治愈，经络脉就没有了，故不见冲脉是治疗有效的表现。

沉脉，单部沉为脏，俱沉为经。

寒邪入骨　林××，女，40 岁。总是怕冷，关节痛，穿衣服要比别人多，见冷风就感冒。诊脉：六脉沉紧。紧主寒，沉主里，寒在体内日久入里。治以散寒温经通络。处方：

草乌 9 g　独活 12 g　怀牛膝 12 g　威灵仙 12 g　秦艽 12 g

桑寄生 15 g　油松节 12 g　黄芪 25 g　当归 15 g　白芍 15 g

熟地 15 g　生甘草 3 g

服 6 剂后来复诊，称：服药不见效，仍然见冷关节痛。诊脉：脉仍沉紧。紧脉为寒，诊断不错，治法方药也对，6 剂药下去紧脉就应

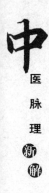

该改变,但此例却久治不效,为何?

《素问·脉要精微论》曰:"诸细而沉者,皆在阴,则为骨痛。"此例脉沉关节痛,考虑为久寒入骨,而治在筋肉,药力不达。于是建议其查找虎骨,后在其亲戚自制虎骨酒中找到一块,用沙炒酥捣碎入上药再煎3服。结果服后效好,自感关节不痛了,也不怕冷了。竟霍然病愈。

三、伏 脉

1.医家解说

伏脉的显现部位极深,与沉脉相似。《难经》称:"伏者,脉行筋下也。浮者,脉在肉上行也。""伏"与"浮"对举,表明"伏"即"沉",当时还没有将伏、沉看作是两个不同的概念。至晋代,王叔和著《脉经》,始将伏脉和沉脉皆列入二十四脉。其后,滑寿、齐德之、李时珍、张介宾、李中梓、张璐诸家皆有所论,引述如下:

伏脉,极重指按之,着骨乃得。(《脉经·脉形状指下秘诀第一》)

伏,不见也,轻手取之,绝不可见,重取之,附着于骨。(《诊家枢要》)

伏脉之诊,比沉而伏,举之则无,按之至骨方得,与沉相类而邪气益深矣。(《外科精义》)

伏脉推筋着骨寻,指间裁(才)动隐然深。……沉帮筋骨自调匀,伏则推筋着骨寻。(《濒湖脉学》)

如有如无,附骨乃见。……凡伏脉之见,虽与沉微细脱者相类,而实有不同也。盖脉之伏者,以其本有如无,而一时隐蔽不见耳。(《景岳全书·脉神章中》)

伏为隐伏,更下于沉,推筋著骨,始得其形。(《诊家正眼》)

伏脉者,隐于筋下,轻取不得,重按涩难,委曲求之,附着

于骨,而有三部皆伏,一部独伏之异。(《诊宗三昧》)

(1)推筋着骨　《难经》称伏脉"行筋下",这一表述是不确切的,因为"行筋下"的还有沉脉。所以,晋代以后的医家便改变了说法,如《脉经》"着骨乃得",《诊家枢要》"附着于骨",《景岳全书》"附骨乃见",《外科精义》"按之至骨方得",《濒湖脉学》和《诊家正眼》均有"推筋着骨"之说,表明伏脉的脉位比沉脉要深。沉脉行于筋下,重按如十三、四菽之重可得,而伏脉"附着于骨",则要以"极重指按之",如至少十五菽之重方可得见。

(2)伏脉似沉　伏为沉之甚者,故有"沉极为伏"的说法。但是,伏脉与沉脉,究竟是两种不同的病脉,其主要区别有二:一是两脉脉位不同:沉脉"行筋下",重指按如十三、四菽之力可见;伏脉附着于骨,必以极重指"推筋着骨",如至少十五菽之重方可得到。二是沉脉沉而不伏,重按三部可得;伏脉"沉极而伏",虽极重按只能得一部或二部,很少三部同得者。

2.伏脉脉象　伏脉脉象的主要要素如下:

第一,脉势。伏脉的显现部位极深,脉波高度太低,故指下的来波与去波不显。

第二,脉形。伏脉属于有力型脉,因其沉伏之深,若无力则难以显现,因其有力,故主病为实症。

第三,脉位。伏脉的脉位极深,最多得其一部,或寸部,或关部,或尺部,也有时可得二部。《濒湖脉学》伏脉主病诗只讲寸部、关部主病,而不及尺部。主病诗云:

> 伏为霍乱吐频频,腹痛多缘宿食停。
>
> 蓄饮老痰成积聚,散寒温里莫因循。
>
> 食郁胸中双寸伏,欲吐不吐常兀兀。
>
> 当关腹痛困沉沉,关后疝痛还破腹。

2.脉案举例

腰椎骨折　孙××之妻,老家栖霞,放假乘车来威海。坐车最

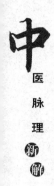

后一排,车经过一个坑猛颠一下,人被抛向空中,头撞在车顶棚上,又被反弹摔在车上,顿感腰痛不敢动。送医院拍片,腰椎骨折。开些跌打损伤药回家休养。但腰痛仍不止,躺床上不能动。切脉两尺伏弦有力。两尺候腰,骨折脉多沉伏,弦有力为骨折周围组织充血水肿气血不通,不通则痛。治以续筋接骨。处方:

川续断20g　骨碎补15g　杜仲30g　怀牛膝15g　土元9g
透骨草20g　自然铜9g　伸筋草30g　黄芪30g　熟地30g
生甘草3g

服完3剂药后便可在床上翻身了。诊脉:尺脉沉弦有力。尺脉虽沉不伏,由伏转沉是好转的标志,弦而有力为气滞血瘀。上方再服3剂,疼痛明显减轻,可以下地走动了。见效好又连服3剂,就进展不大了。尺为脉弦。大剂活血化瘀,舒筋接骨药,在骨折初始有效,当骨折局部经脉通气血流畅,继续使用则伤气血,故没有疗效。治以强筋壮骨。处方:

杜仲30g　千年健20g　补骨脂15g　鹿角胶2块
当归尾15g　狗脊15g　桑寄生15g　川续断15g　熟地30g
黄芪30g　生甘草3g

服后疗效特好,前后仅用一个月,便上班了。

　　水饮内停　何××,女,69岁。大肠癌手术后,大小便排泄困难,经常出现肠梗阻。现腰痛,腹胀痛,不大便。切脉两尺伏紧。两尺诊大小肠、两肾,病在下焦。水属阴脉沉,紧主阴寒,两阴相加脉伏。治以温阳通便。处方:

制附子15g　大黄15g　细辛5g　党参20g　肉苁蓉15g
枳实15g　生首乌20g　生甘草3g

　　三天后来复诊,称服药后每天能大便两次,便下黑色稀便,量虽不多但能缓解腰痛腹痛,人不觉得痛苦了。切脉两尺沉紧。脉不伏,阴寒得以缓解。但仍沉紧,紧为肠中积水。

　　继续用上方加减治之,虽无大效,能维持一天大便两次黑稀便,解除了患者的痛苦。嘱患者多卧床休息,有时下地走走,休养恢复体力。

诊治体会:伏脉主里,水肿病人脉多沉伏。此例腹内积水,古称为饮。《脉经》曰:"沉而弦者,悬饮内痛。"李时珍《濒湖脉学》亦称:"弦主留饮。"这种说法似有不妥。五行中水属北方寒水,寒脉则应紧,怎么是弦? 在临床凡见腹水,包括肝硬化腹水、肝癌腹水,脉皆沉紧,而不是弦。所以治肝癌腹水极易误治。脉沉紧,腹水病人脉紧是水,若当寒治,吃祛寒药腹胀水不下。故饮停于内的脉象沉紧或伏紧。

四、牢　脉

1.医家解说

"牢"作为一种脉象最早见于汉代医书中。《伤寒论》称:"寒则牢坚,有牢固之象。"《难经》称:"牢而长者,肝也。"但是,后来流行的《脉经》,载有二十四种脉象,其中却无牢脉。牢脉之正式提出,大概始于唐代医家孙思邈。此后,元代之滑寿和齐德之,明代之李延昰和李中梓,清代之张璐等,皆有所述。兹录之如下:

　　按之实强,其脉似沉似伏,名曰牢。(《千金翼方》)

　　牢,坚牢也,沉而有力,动而不移。(《诊家枢要》)

　　牢脉之诊,按之则实大而弦,且沉且浮,而有牢坚之意。(《外科精义》)

　　似沉似伏,牢之位也;实大弦长,牢之体出。牢脉不可混于沉脉、伏脉,须细辨耳。沉脉如绵裹砂,内刚外柔,然不必兼大弦也;伏脉非推筋至骨,不见其形;在于牢脉即实大,才重按之便满指有力,以此为别耳。(《脉诀汇辨》)

　　牢脉沉分,大而弦实,浮、中二候,了不可得。(《诊家正眼》)

　　牢兼弦长实大,四象合为一脉也,但于沉候取之。(《医宗

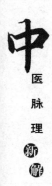

必读》）

牢脉者，弦大而长，举之减小，按之实强，如弦缕之状。不似实脉之滑实流利，伏脉之匿伏涩难，革脉之按之中空也。（《诊家三昧》）

有关牢脉的记载看起来不少，但在一些问题上尚缺乏统一认识，仍需要作进一步的探讨。

2.牢革之辨

牢革之辨起自唐代。《脉经》有革脉而无牢脉，但革脉之解说后有夹行小字曰："《千金翼（方）》以革为牢。"宋人高阳生撰《脉诀》有牢无革，似是宗《千金翼方》的。于是，争论由此而起。或谓《脉经》以牢脉为革脉，孙思邈《千金翼方》为之改正；或谓《脉经》之革脉，当即牢脉，乃出于传抄之误。迄今仍有医家感到怀疑：为何《脉经》有革脉无牢脉？为何《千金翼方》以革为牢？这真"是脉学史上的千古之谜"！

其实，《千金翼方》改正《脉经》说也好，《脉经》传抄有误说也好，都是出于臆测，并无确凿的根据。所以，李时珍批评说："诸家脉书皆以（革脉）为牢脉，故或有革无牢，有牢无革，混淆不辨！"李时珍的意见是正确的，因为革、牢二脉的区别是十分明显的，正如《濒湖脉学》牢脉体状相类诗所言：

弦长实大脉牢坚，牢位常居沉伏间。

革脉芤、弦自浮起，革虚牢实要详看。

后世革脉与牢脉并存，是完全有必要的。

3.牢脉脉象

关于牢脉的脉象，诸家各有描述。总起来看，牢脉是一种比较典型的复合脉，兼具弦长实大，为"四象合一"之脉。

第一，脉势。牢脉脉波弦长，来波升起时角度很小，斜线为渐升型，脉波高度很低，长度较长，指感坚实有力。其充盈度超过实脉，为二十八脉中最坚实的脉象。故李时珍称其"弦长实大脉牢坚"，概括得十分恰当。

第二，脉形。牢脉属于长大脉，脉体粗于正常脉形，脉长超逾三部，"按之实强，如弦缕之状"。

第三，脉率。牢脉的脉率并不固定，一般在一息五至上下。

第四，脉位。牢脉必须沉取，"浮、中二候，了不可得"。牢脉以关部及尺部多见，类似伏脉，较沉更深，如沉在筋部，伏则近骨。伏是牢脉的特征之一。牢脉主邪实之病，《濒湖脉学》牢脉主病诗云：

寒则牢坚里有余，腹心寒痛木乘脾。

疝㿗癥瘕何愁也，失血阴虚却忌之。

4.脉案举例

气血受阻　姜××，女，76岁，腿痛。4年前腿摔伤过两次，到医院拍片没有骨折，也不耽误走路，就没在意。近两年严重了，晚上睡觉麻痛，坐着痛，走路也痛。自己体会痛点就在大腿外侧的骨头表面上，切脉为牢脉。牢脉脉位沉伏，病位在里。牢脉主病，滑寿《诊家枢要》说："主骨间疼痛。"跌打损伤挫伤筋骨，血瘀日久不消，气血运行受阻，不通则痛。治以活血消积。处方：

怀牛膝15 g　骨碎补15 g　川断15 g　土元5 g　伸筋草20 g

杜仲20 g　制草乌9 g　桑寄生20 g　山药15 g　当归15 g

秦艽15 g　生甘草3 g

服6剂后来复诊，自感症状减轻，现在走平稳道已经不痛了，就上楼梯还有些痛。切脉牢缓。牢脉脉波弦直，弦主郁滞，服药后脉象弦直中略带缓脉的弧形，说明郁滞减轻，是好转的标志。

上方再服12剂病愈。

诊治体会：牢脉的脉象特征：脉波弦直；指感坚实有力；脉位沉极。此三者，为在复诊中判断病情好转、痊愈或加重的标准。脉波缓，脉势软，脉位不伏，都是病情好转或痊愈的脉象，反之加重。

脾功能衰竭　苗××，男，86岁。不能吃饭十几天，吃则呕吐。诊脉：右关沉取牢脉。右关沉取候脾，牢脉主坚积，脾居人体中央。

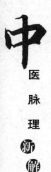

《内经》曰:"中央生湿。"脾生成、分泌消化液分解消化食物。脾使用了86年,其中杂质逐年沉积,已在脾内坚积不通,致使脾不能生成和分泌消化液,既不能分解吸收食物,食则即吐。后天之本已绝,有性命之忧。

建议:生脉注射液40 ml,5％葡萄糖500 ml,静脉滴注,每天一次。用后烦躁不安的情绪已缓解,面部痛苦表情消失,已能安静地躺着,意识清楚。

患者子女见注射后效果不错,商议给予进一步治疗,多活一两年。我明告其子女:如要生命延续,脾需能生成分泌消化液,而要脾重新工作,则必清除脾内坚积,但老人年事已高,恐体弱无力承受攻邪之药,务必谨慎。

患者子女为父治病心急,另寻西医治疗,作脱水处理立即补液,第二天腹泻身亡。

诊治体会:对垂危病人不可开中药服用,针剂也不可多用。垂危病人脏腑已难运转,大量液体进入体内,全部堆积在肝,肝不能藏必泻下,连同仅存的一点元气同时泻下,只会加速死亡。

以上四节,介绍了浮、沉、伏、牢四种以脉位命名的病脉,兹将其脉形,脉势及脉位列表9—1于下。

表9—1 浮、沉、伏、牢四脉之脉形、脉势与脉位

脉名	脉形	脉势	脉位
浮脉	形体长可及三部	浮多兼脉,多有浮泛弦直的指感	脉位较浅,指力如三至七菽之重,举按寻之,即显浮象
沉脉	形体较小者无力,形体长者有力里实,"如绵裹沙,内刚外柔"	脉波低沉,来去不显	脉位较低,指力如十三、四菽之重沉取之,三部皆可见

脉名	脉形	脉势	脉位
伏脉	脉形多长，充实有力	脉位极深，波高太低，来去不显	指力至少如十五菽之重方可得见，但一般只能得其一部，或寸部，或关部，或尺部
牢脉	脉体粗于正常脉形，长逾三部，"如弦缕之状"	来波升起角度甚小，波高很低，长度较长，坚实有力	指力要比伏脉更重，按至骨上始得，以关部及尺部为多见

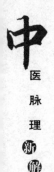

第十章 浮沉合取类病脉(下)

一、芤 脉

1.医家解说

《内经》没有提到芤脉,是汉代张仲景第一次提出了芤脉。他写道:

> 脉弦而大,弦则为减,大则为芤,减则为寒,芤则为虚,寒虚相搏,此名革。(《伤寒论·辨脉法》)

张仲景是在论述革脉时两次提到芤脉的,但文字过于简单,难以从中获得对芤脉的确切认识。

到晋代,王叔和最先对芤脉作了规范性的解说。指出:

> 芤脉,浮大而软,按之中央空两边实。一曰:手下无两旁有。(《脉经·脉形状指下秘诀第一》)

有的脉学著作认为:"这种解释,概括了芤脉的构成条件和脉形规范,形神兼备,完整无缺,很容易理解。所以《脉经》以后,诸家之说均从此出(《最新实用诊脉法》)。"这话只说对了一半,肯定《脉经》的解说是对的,但认为"很容易理解","诸家之说均从此出",则并非如此。如对于"中央空两边实"一语,后世医家即理解不同,甚至各有其说辞。若不加以澄清,则临诊时对脉象的认定上是会产生差错的。

为了正本清源,有必要对《脉经》以后医家关于芤脉的解说做一番比较。兹将孙思邈、滑寿、李中梓、李时珍诸家的解说录之如下:

按之无，举之来，两旁实而中央空，名曰芤。（《千金翼方》）

芤，浮大而软，寻之中空傍实，傍有中无，诊在浮举重按之间。（《诊家枢要》）

芤乃草名，绝类慈葱，浮沉俱有，中候独空。假令以指候葱，浮候之，着上面之葱皮；中候之，正当葱之空虚处，沉候之，又着下面之葱皮。（《诊家正眼》）

芤脉，浮大而软，按之中空两边实。中空外实，状如慈葱。（《濒湖脉学》）

从表面上看，诸家所述，似乎基本相似，实则差异颇大。主要的分歧表现在对"中央空两边实"的理解和表述上。具体地说，"两边实"的"两边"，究竟是指按的哪两边？是左右两边还是上下两边？这个问题关系到对芤脉主要特征的认识，不可不先弄清楚。

仔细分析起来，以上各家所述大致可分为两种相互对立的说法：

其一，左右两边说。此说以王叔和、孙思邈为代表。《脉经》虽说"按之中央空两边实"，随后则加注曰："手下无两旁有。"就是说，他所说"两边实"的"两边"，即"两旁"，也就是左右两边。《千金翼方》转述《脉经》的解说，将"中央空两边实"引作"两旁实而中央空"，是非常正确地释解了《脉经》的原意的。再看《濒湖脉学》，虽然也引了《脉经》的原文"按之中空两边实"，却用"中空外实"来解释，看来并没有真正读懂《脉经》的这句话，是十分可惜的。

其二，上下两边说。此说以滑寿和李中梓为代表。《诊家枢要》先是说"中空傍实，傍有中无"，令人颇费思量。"傍"指处？《广韵·唐韵》："傍，侧也。"所谓"傍"，为旁边的意思。那么，所指为左右边还是上下边？但从下文"诊在浮举重按之间"，所指应为上下边。《诊家正眼》则称："浮沉俱有，中候独空。"并用"以指候葱"作比喻。这更是明确强调《诊家枢要》所说"傍实"之"傍"，是指上下

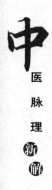

两边了。

以上二说之是非,千百年来争论不已。近代医家李士懋说:

> 脉之上边,易于触知;脉之中间,搏指已然无力,有中空之感;再按之至沉,只能更加无力或无,何以沉取仅能强实搏指,这是不可能的。……两边,应指脉的左右两边。边实中空,是指中取时的感觉,此时上部之脉管已经按下,搏指之力顿减,现中空之感,而左右两边之脉壁抗指之力尚存,因而呈边实中空。(《脉学心悟》)

所论甚是。所以,认识芤脉还是要回到《脉经》,其他诸说可以休矣!

总之,关于芤脉的特征,《伤寒论》说"大则为芤",为虚。《脉经》则进一步指出芤脉的两大特征:一是浮大而软;一是中空边实。特别是后者,为芤脉的独有特征,在诊断上有决定性的意义。

2.芤脉脉象 芤脉脉象的主要要素如下:

第一,脉势。关于芤脉的脉势,清代医家黄宫绣说:"芤则如指着葱,浮取得上面之葱皮,却显得弦大。"或据此认为芤脉之脉波弦直,有似弦脉。其实,"以指候葱"的比喻并不恰当,芤脉的脉势与弦脉绝不相似。

实际上,芤脉的脉势较为奇特:即与动脉相比,来波相似,去波相异。就是说,动脉的突出特征是无头无尾,而芤脉的突出特征却是无头有尾。

何谓"无头"? 这是说诊时感觉不到尺头的来波。原来脉波从起点升起后,其角度很大,成 80°以上的斜线,几乎垂直地到达波峰。这样,诊者就不会有来波的指感,所以就"无头"了。

何谓"有尾"? 芤脉与动脉不同:动脉指下感觉不到寸尾的去波,是为"无尾";而芤脉指下却明显能够感觉到寸尾的去波,故曰"有尾"。芤脉的去波从波峰下落时,其斜度甚缓,轨迹较长。诊者不加细察,自然便断为其状为弦了。

第二，脉形。关于芤脉的脉形，《濒湖脉学》有体状诗云："芤形浮大软如葱，边实须知内已空。"便很好地描述了芤脉的脉形特点。不过，所谓"浮大"，明显地体现在芤脉去波部分的脉体。这是诊者需要注意的。

第三，脉位。芤脉的脉形浮大，寸、关、尺三部皆可见，浮取、中取均可得。芤脉虽浮取即得，但其特点惟中取时最为明显，才会有"中央空两旁实"的指感。故芤脉必须浮、中合取。

3.脉案举例

胃气阴虚　陶××，男，60岁。医院检查为胃溃疡。切脉右关浮取芤脉。右关浮取候胃，芤脉宽软，宽为阴不足，软无力为气虚。诊为胃气阴两虚。

治以补气滋阴。处方：

北沙参15 g　麦冬12 g　天花粉12 g　玉竹12 g　五味子8 g
党参30 g　西洋参4 g　生麦芽15 g　生山楂12 g　神曲12 g
内金12 g　生甘草3 g

服药三剂后胃已无不适感，切脉胃脉不芤。病愈。

诊治体会：芤脉按气阴两虚治之，疗效很好。服三剂药脉即不芤，证明芤脉主病为气阴两虚。

李时珍把芤脉主病作火热论，说芤脉"火犯阳经血上溢，热侵阴络下血红"，似有未妥。芤脉脉形宽，《伤寒论》曰："大则为芤。"脉形宽主津液不足，不主火。芤脉气虚，按之软，软即无力主气虚。《伤寒论》又称："芤则为虚。"也没有火。所以，芤脉主病作火热论没有来由。

惟一的一个理由则是把"两边实"作阳火盛。但我观察"两边实"多属生理现象。人的血管壁有薄有厚，一般年长的男性可见芤脉，女性少见。血管壁厚者气阴两虚时脉管粗，指按下中空，两边血管壁厚叠加在一起形成两边实。所以，"两边实"仍应按气阴两虚治之。

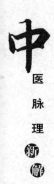

肝火伤阴　龙××，男，64 岁。高血压，测为 180/110 mmHg。头昏耳鸣，失眠多梦。诊脉：六脉弦硬，左关沉取芤脉。左关沉取候肝，芤脉中央空为气阴两虚，血管壁厚硬则两边实。肝火旺日久耗伤气阴，虚阳上亢血压升高。治以滋阴潜阳。处方：

珍珠母 20 g　怀牛膝 15 g　炙鳖甲 15 g　夏枯草 12 g

钩藤 15 g　白芍 15 g　枸杞子 15 g　桑叶 10 g　牡丹皮 12 g

大黄 12 g　川楝子 12 g　生甘草 3 g

服 6 剂后复诊，切脉肝脉不芤。

诊治体会：芤脉主病其实与虚脉一样，皆为气阴两虚。所不同者，芤脉血管壁厚硬形成了两边实；虚脉血管壁薄软两边虚。

芤脉的治法与虚脉相同，用补气滋阴较好。阴血增加脉管内充盈鼓起，按不中空，两边实亦无，故两边实不应理解为病邪实。

二、革　脉

1. 医家解说

在二十八脉中，对革脉问题的争议恐怕是最大的，迄今仍争辩不休，成为脉学史上的千年之谜。张仲景最早对革脉作了论述。其后，王叔和、滑寿、李时珍、李中梓、张璐诸家皆有解说。兹录之如下：

脉弦而大，弦则为减，大则为芤，减则为寒，芤则为虚，寒虚相搏，此名革。（《伤寒论·辨脉法》）

革脉，有似沉伏，实大而长微弦。（《脉经·脉形状指下秘诀第一》）

革，沉伏实大，如鼓皮之革。气血虚寒，革易常度也。（《诊家枢要》）

革脉，弦而芤，如按鼓皮。……中空旁实乃为芤，浮大而迟虚脉呼。芤更带弦名曰革，革为失血革血虚。（《濒湖脉学》）

革大弦急，浮取即得，按之乃空，浑如鼓革。（《诊家正眼》）

革脉者，弦大而数，浮取强直，重按中空，如鼓皮之状。不似紧脉之按之劈劈，弦脉之按之不移，牢脉之按之益坚也。（《诊宗三脉》）

诸家之论众说纷纭，令人莫衷一是。

关于革脉的争论，涉及的问题很多，兹举其要者，分述如下：

（1）革脉质疑　千百年来，治脉学者皆以革脉为病脉之一种，长期无人提出质疑。元代医家滑寿始称"革易常规"，认为"革乃变革之象"，对革为病脉表示怀疑。滑寿所论对后世造成了不小的影响。如许进京先生便就此发挥说："'革'也读作'亟'，是'急'的意思。另一种含义是'变革'，即事物的变化和转变。古代医学诊脉，特别重视诊察脉象的变化和转变进行，并脉象的变化和转变称为'革脉'。这是革脉最根本的实际意义（《最新实用诊脉法》）。"但是，仅凭对"革"字另行释读即推翻其为病脉之名称，似乎是很困难的。

（2）仲景论"革"　既然革脉之名为张仲景所创，那么要认识和理解革脉，还是要追本穷源，回到《伤寒论》以探个究竟。主要的问题在于：对《伤寒论》论革脉的这段话，应该怎样解读？先要注意其中的三个关键词：

其一，弦。弦本端直以长，若"弦则为减"，阳气减了，弦弱而无力，则必寒。

其二，大。《伤寒论》说："大为实。"又说："大为气强。"故《诊宗三昧》称："大脉者应指满溢倍寻常。"然弦减而大不减，则正如《素问·玉机真脏论》所言："脉至大而虚。"脉既虚，则恰如芤了。

其三，芤。芤是由大脉虚转化而来，表明了革脉中空的特点。而革脉就是"寒虚相搏"，此"革"名之由来了。

（3）为何名"革"　《伤寒论》对革脉的构成条件及其相互关系，已经讲得很清楚了。但是，此脉为何与"革"联系在一起呢？"革"乃是

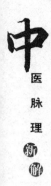

卦名,为六十四卦之一,即革卦。其卦形为☱☲,兑上离下。兑卦的卦形为☱,与乾卦的卦形相比,乾卦是完整无缺的☰,兑卦却是上面有缺的☱,正表示"弦则为减"之意。离卦的卦形为☲,古时流传的八卦口诀有"离中虚"之语,正表示"大则为芤"之意。《易·革》:"象曰:泽中有火,革。"孔颖达疏云:"火在泽中,二性相违,必相改变,故为革象也。""弦"与"芤",正是"二性相违,必相改变",此"革卦"之所以名"革"之由来也。

许进京先生曾质疑说:"芤脉和弦脉,根本不能合在一起,更不能合起来构成另一种脉象。这是因为,弦脉是脉的张力增加,脉体相对较小,芤脉有'空软'的条件,脉体相对较大,这两种脉象有互相矛盾的因素。因此,以'芤弦相合'为革脉,这种脉形在脉理上说不通,不切合实际。"如果用周易的变易观来审视的话,许先生的担忧未免有些多余了。

以上详细讨论了《伤寒论》关于革脉构成的必备条件的论述,并探讨了张仲景为革脉命名之缘由。但是,《伤寒论》并未论及革脉的脉象,这又成为后世医家争论的另一阵地。

(4)"有似沉伏" 这是《脉经》描述革脉的话,是说革脉犹如沉脉和伏脉。对此,或解释说:"沉脉和伏脉,是同一类脉象,但有严格界限,二者之间可以相互转变。这种变化和转变,即是革脉。"其实,《脉经》对"沉"和"伏"概念已有明确的规定,并确实地严格加以区分。但二脉也有共同之处,即都具有脉位深沉的特点。"有似沉伏"一句,意思是说革脉似沉脉而非沉脉,似伏脉而非伏脉。似者为何?似二脉脉位深沉之特点也。

最为关键的问题是:对"有似沉伏"后边"实大而长微弦"这句话,究竟应如何理解?惜乎古今许多脉书大都对此避而不谈,以致迄今仍未得确解。实际上,从语法上来说,这句话的完整表述应该是:"有似实大而长微弦。"这是拿实脉打比方,简单地说,即"有似实脉"的意思。这是说,革脉似实脉而非实脉。实脉与革脉,其区别是十分明显：前者"微强"；后者"微弦"。但二者也有其相似之处，即"实大而长"也。

由上述可知，《脉经》是用沉脉、伏脉、实脉三种脉来表述革脉的，即：既有似沉脉和伏脉，此为沉取；又有似实脉，此当为浮取了。但是，革脉脉象的主要特征是什么？《脉经》却未作出具体的描述。于是，后来便有"如按鼓皮"说之出现。

（5）如按鼓皮？　《伤寒论》也好，《脉经》也好，都没有把革脉之"革"字当作"皮革"或"鼓革"来讲。到了元代，不少医家把革脉的"革"字则真当成"皮革"或"鼓革"来运用了。如朱震亨即说，诊革脉"如按鼓皮"，滑寿也说"如鼓皮之革"。明清医家传承了这种说法，以迄于今，已成为脉学界公认的说法了。

但是，"如按鼓皮"说在临床实践中遇到了挑战。有现代医家提出：临床时"诊察不到'按之如鼓皮'的脉象，因此革脉几乎闲置起来，很少有人用它，人们也不会用它，几近失去意义。"还种否定"如按鼓皮"说的声音，是值得重视的。

我认为，"如按鼓皮"说可商榷之处有三：

第一，望文生义。"如按鼓皮"说的提出者完全不了解革脉命名之由来，看到一个"革"字便望文生义，驰骋想象，大做文章。其实，解作"皮革"或"鼓革"之"革"与"革脉"之"革"毫无联系，是两个不同的概念。不妨翻开《脉经》一书，细察二十四脉之名称，没有一种脉是用实物来为其命名的，怎么可能用"皮革"或"鼓革"之"革"来为脉命名的。

第二，自相矛盾。"如按鼓皮"当然是一个比喻，是说按到革脉就像按到鼓皮一样的感觉。那么，按到哪里才像按到鼓皮呢？答案便模棱两可了。如《诊家正眼》称："浮取即得，按之乃空，浑如鼓革。"这是说，浮取指下即有按鼓皮的感觉。而《诊家三昧》则称："浮取强直，重按中空，如鼓皮之状。"所谓"重按"，即沉取。这是说，只有沉取指下才有按鼓皮的感觉。自相矛盾如此！"如按鼓

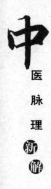

皮"说之提出,迄今已历六七百年,尚不能自圆其说,怎么能够指导临床实践呢?

第三,临床验证。从现代医家的临床经验看,革脉的脉形较大,轻取即得,但指下尚感觉不到革脉的特征。因此,轻取的只有浮象,而不是浮取的革脉。《诊家正眼》说"浮取即得",是没有根据的。中取和沉取时,指下才有中空有边的感觉,这就是革脉了。但是,我们不能以中取为足,因为这就很容易与芤脉混同了。芤脉是中取时有中空有边的指感,革脉则必须沉取,方可与芤脉相区别。既然革脉浮取不得,沉取时又"豁然中空",又到哪里去按鼓皮呢?

2.革脉脉象

革脉的主要要素如下:

第一,脉势。《濒湖脉学》革脉相类诗云:"芤更带弦名曰革。"革脉的来波与弦脉相似,但较宽大,从起点升起后角度很大,坡度高陡;去波则与芤脉相似,落下时坡度甚缓,但轨迹较芤脉更长。

第二,脉形。革脉的形体宽大,有医家称其"其虚外急",也医家称其"外强中空",实际上就是中空外坚。革脉与芤脉相较,芤脉的指感柔软,革脉则指感较硬,这是二者的主要区别之一。

第三,脉率。革脉的脉率与芤脉相同,一般在一息四、五至到六至之间。

第四,脉位。革脉脉形宽大,寸、关、尺三部皆可见。轻取可得,但这仅是浮像,革脉尚不可得。中取虽明显,但必须沉取,方可得真正的革脉所在。

3.脉案举例

眼轮阴亏 朱××,女,45 岁。眼干涩,视物昏花,视力下降,畏光流泪,急躁易怒,口苦耳鸣。诊脉:左关浮取革脉。左关浮取候胆,革脉中空外坚,中空为阴津亏虚,外坚为胆功能亢盛。治以滋胆明目。处方:

女贞子15 g   石决明15 g   谷精草12 g   夏枯草12 g

枸杞子20 g　牡丹皮12 g　大黄12 g　白芍15 g　西洋参6 g
生甘草3 g

服6剂后眼不干涩,切脉胆脉弦数不革,已愈。

诊治体会:肝开窍于目,医者皆知。那么,胆开窍于何处? 未见论述。这是个新课题。经临床验证,胆亦开窍于目。胆阴津亏虚,症见眼干涩;肝阴津亏虚,多见于肢体麻木。《素问·金匮真言论》曰:"东方青色,入通于肝,开窍于目。"后世皆曰肝开窍于目,目病为肝主。其实,肝开窍于目为大前提,乃是肝的精气化生胆的精气,胆精养目,目病治在胆。如肝病影响到胆,也应肝胆同治。

血虚伤阴　魏××,女,36岁。亲属病需输血,其血型与之相符即输400 ml。当天没有什么感觉,第二天觉头昏。切脉为左关沉取革脉。革脉按之中空外坚,中空为抽血量多伤肝阴,失血量少血虚脉细不宽,脉宽按之才中空,故为伤阴之候。外坚为有力,肝阴虽虚功能不虚,故无大碍。嘱其回家休息,多喝红糖水,吃桂圆、大枣补血之品。症随之消失。

诊治体会:此例为快速失血伤阴,但并未伤及气阳,故主病为阴虚气阳不虚。适当休息后,身体即可恢复,无碍健康。

三、虚　脉

1. 医家解说

《内经》多次讲到脉虚,如:《素问·刺志论》称:"气实形实,气虚血虚,此其常也。"将"虚"与"实"对举,有"虚"为不实的意思。《灵枢·终始篇》又称:"虚者,脉大如其故而不坚也。"这虽然还不是虚脉的定义,但已经指出脉虚的重要特征了。在《内经》中,常将"坚而长"与"软而散"进行对比,可知"不坚"者软也。所以,这是说脉虚的表现就是脉大而软。

到了晋代,王叔和著《脉经》,开始将虚脉规范为独立的脉象,

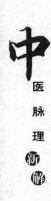

并赋予了特定的内涵：

> 虚脉，迟大而软，按之不足，隐指豁豁然空。（《脉经·脉形状指下秘诀第一》）

继之，后世医家也多有解说。兹录滑寿、李时珍、张璐三家之说如下：

> 虚，不实也，散大而软，举按豁然，不能自固，气血俱虚之诊也。（《诊家枢要》）

> 虚脉，迟大而软，按之无力，隐指豁豁然空。……举之迟大按之松，脉状无涯类谷空。莫把芤虚为一例，芤来浮大似慈葱。（《濒湖脉学》）

> 虚脉者，指下虚大而软，如循鸡羽之状，中取、重按皆弱少力，久按仍不乏根。……瞥瞥虚大，按之豁然无力也。（《诊家三昧》）

以上诸家所论，虽其基本面大致相同，却有小异，这是值得注意的。

2.构成条件

综合各家所论，一致认为虚脉的构成条件有二：一是脉体大；一是豁豁然空。但在具体论述中，却各说各话，令人无所适从。所以，对虚脉的构成条件还需要作进一步的讨论。

其一，脉体大问题。各家都承认脉体大是虚脉的必备条件，但一个"大"字并不能说明虚脉的特征，因为不少脉也有形体大的特点。此外，大都认同的还有一个"软"的。而具体表述起来，则颇相参差：《脉经》说"迟大而软"，《诊家枢要》说"散大而软"，《诊家三昧》说"虚大而软"，《脉理求真》说"浮大而软"。各家在"大而软"之前附加了"迟""散""虚""浮"等字，或重复，或与他脉类同，皆为画蛇添足之举。我认为，就此问题而言，还是应该回到《内经》，以"脉大而软"或"体大而软"作为虚脉的构成条件为妥。

其二，豁豁然空问题。"豁豁然"，或作"豁然"。《广雅》："豁，空也。"《文选·陆机〈文赋〉》有"豁若涸流"句，吕延济注"豁若"曰：

"谓豁然空虚。""豁豁然"用来形容"空"，犹如今之口语"空荡荡"，故《濒湖脉学》体状相类诗有"脉状无涯类谷空"之句。

"脉大而软"和"豁豁然空"，既是虚脉的构成条件，也是虚脉的两个基本特征。尤其是"豁豁然空"，它是虚脉独有的特征。但是，诊者必须注意，虚脉与芤脉有相似之处，一定要加以区别。其实，李时珍的虚脉体状相类诗已经提醒后世医家："莫把芤虚为一例"就是说，莫要把芤脉和虚脉误诊为同一种脉了。

3.虚脉脉象

古代医家对规范虚脉作为独立的脉象作了贡献，但由于论述过于简单，仍有不足之处。为此，现代医家在研究虚脉方面也作出了许多努力。这样，今天对虚脉脉象的认识才更具体了。

第一，脉势。有医家说，虚脉在指下脉波平直，有似弦脉。从指感来说，这是对的。因为虚脉属于低平型脉，其来波与去波的斜率皆小，波高低于弦脉甚多。从脉势看，这是虚脉与弦脉的主要区别。

第二，脉形。虚脉的第一个构成条件"脉大而软"，就是指的虚脉的脉形。但要注意的是，这只能浮取时见到的虚脉脉象，形容其为"如循鸡羽之状"，亦只是虚脉的表象，尚难窥"脉状无涯类谷空"的全貌。这就需要在脉位方面继续探究寻求。

第三，脉率。虚脉脉率范围，因病情之不同可能迥然相异；或为迟，一息三至上下；或为数，一息五六至，甚至达到七至以上。

第四，脉位。关于虚脉的脉位，是一个长期有争论的问题。大致说来，有三种不同的说法：

其一，浮取便得。《诊家三昧》称："虚脉者，指下虚大而软。……中取、重按皆弱少力。"《医宗说约》说得更清楚，称："虚，中、下皆空也。"近代医家多宗此说。如谭同来先生说："虚为不足，脉来迟缓，形大无力，轻按即得，重按空虚。"费兆馥先生说："切脉时轻按便得，应指无力，按之空虚。"此说已成为当今脉学界的主流观点了。

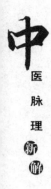

其二,得之浮、中。《医学探骊》称:"凡遇此脉,大半多得之浮、中部位,沉取其脉似有似无。"曹培琳先生赞同此说,认为:"虚脉属无力脉,轻取可得,中取一般迟脉和关脉可见,寸脉不显。"

其三,三部俱有。《医宗金鉴》称:"浮、中、沉三部俱无力,谓之虚脉。"有医家颇信此说,所持理由有二:一是《诊家三昧》虽说重按"弱少力",但"久按仍不乏根",《医家探骊》也说"沉取其脉似有似无",可见不是完全没有;二是虚脉主病为气阴两虚,五脏属阴候脉在沉取,能说五脏不会得气阴两虚之证吗?

以上三种说法,虽各皆持之有故,但还是"得之浮、中"说最为妥当。为什么这样说呢?

首先,浮取并非全部脉象。虚脉有两大特征:一是"脉大而软";一是"豁豁然空"。什么"迟大而软"啦,什么"指下虚大而软,如循鸡羽之状"啦,都是浮取时的指感。这时,诊者所得到的只是虚脉的第一个特征,即"脉大而软",尚不了解其第二个特征,是无法判断为虚脉的。

其次,虚脉必须浮、中合取。要得到虚脉的第二个特征、即"豁豁然空",必须浮、中合取。其实,古代医家在对虚脉的解说中,已经讲明了诊察虚脉要两步走:第一步,初按浮取;第二步,复按中取。如《脉经》说"按之不足,隐指豁豁然空",《诊家枢要》说"举按豁然",都是指的"复按中取"。《濒湖脉学》的虚脉体状相类诗"举之迟大按之松,脉状无涯类谷空"两句,讲得更清楚:"举之迟"是初按浮取,"按之松,脉状无涯类谷空"便是复按中取了。

再次,沉取尚待实践验证。疑似有无间,何以觅脉踪?沉取说只是一种推测,尚无临床实践足以验证,是难以成立的。

总之,虚脉在寸、关、尺三部皆可见,须浮、中合取。关于虚脉所主之病,《濒湖脉学》有虚脉主病诗云:

脉虚身热为伤暑,自汗怔忡惊悸多。

发热阴虚须早治,养荣益气莫蹉跎。

血不营心寸口虚,关中腹胀食难舒。

骨蒸痿痹伤精血,却在神门两部居。

4.脉案举例

胰气阴虚　丛××,女,60 岁。因神经衰弱经常到某医院看病。医生见其肥胖,说是内分泌失调。服用一种中药制剂一个月,体重下降十多斤,身体疲乏无力。查血糖为 21 mmol/L(正常值 3.9～6.2 mmol/L)。医院糖尿病专科医生说:糖尿病是终生性疾病,要终生注射胰岛素。患者想用中药治疗,不打胰岛素,前来求诊。切脉右关中取脉虚。右关中取候胰腺,虚脉主气阴两虚。诊为胰腺气阴两虚。治以益气滋阴。处方:

北沙参 15 g　麦冬 15 g　天花粉 15 g　玉竹 15 g　五味子 9 g
党参 30 g　黄芪 30 g　生麦芽 15 g　生山楂 12 g　神曲 12 g
内金 10 g

服药后每 12 天化验一次血糖:第一次为 13.4 mmol/L;第二次为 7.6 mmol/L。诊脉:胰腺脉弦。弦为气滞血瘀。弦在胰腺,为胰腺产生胰岛素的组织郁滞,分泌胰岛素的管络不通畅。治以益气滋阴,活血通络。处方:

六路通 10 g　川芎 12 g　刘寄奴 12 g　北沙参 15 g　麦冬 15 g
天花粉 15 g　玉竹 12 g　五味子 9 g　党参 30 g　黄芪 30 g
生麦芽 15 g　生山楂 12 g　神曲 12 g　内金 10 g

服药 12 天后,化验血糖为 5.8 mmol/L,恢复正常。追踪查访两年,未见病情反复。

诊治体会:糖尿病病在胰腺,明确胰腺的诊脉位置,在治愈糖尿病的过程中起着至关重要的作用。单纯以尿糖辨病,则不能辨证。而问诊只会问出病人能感觉到的症状,还有不表现于外的病证,是无法问出来的。如有一糖尿病患者胰腺脉涩,涩为血瘀,不符合糖尿病病因、病理的规律,是特殊情况。病人回忆起年轻时有一次被外力撞击左肋下,活血化瘀而愈,只有通过切脉才能诊知。

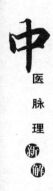

胰腺的诊脉位置在哪里呢？我在临床实践反复探查,确定在右关中取。这是脉学史上首次提出,尚请脉学界同仁进一步验证。

治愈糖尿病需要两个阶段:①祛邪补虚。糖尿病多本虚邪实,本虚多为胰腺气阴两虚,胰腺脉见虚脉、大脉;邪实,胰腺火旺见洪脉,湿热见缓数脉。偶见胰腺脉紧或紧缓,为胰腺寒或寒湿,则系用药过于苦寒或饮食生冷所致。俟邪去净,虚补好见弦脉时,然后进入第二个治疗阶段。②活血通络,以恢复胰腺功能。治疗糖尿病是让胰腺能分泌胰岛素,产生一定量的胰岛素,才能治愈糖尿病。胰腺受疾病的长期影响,产生胰岛素的细胞组织多硬化,分泌津液的管道多不通畅,故见胰腺脉弦或弦细或弦涩,治以活血通络、补气滋阴以恢复胰腺功能,则可达到治愈的目的。

当然,糖尿病也有轻重程度的不同。打胰岛素时间过长,胰腺对注射的胰岛素产生依赖性,从而丧失自身的功能,则难以治愈。再者易生气上火的糖尿病人难治。火为情志之火,火在胆,凡是胆脉洪,胰腺脉洪者难治。

糖尿病治愈后仍需要注意饮食,不可暴饮暴食,不可过食生冷,不可过食甜食。

膀胱气阴虚　钱××,女,40岁。膀胱炎4年。尿急,尿频,不能憋尿,跑跳、咳嗽尿都容易出来,反复发作。以前吃消炎药有效,现在效果不显。诊脉:左尺浮取虚脉。左尺浮取候膀胱,虚脉主气阴两虚。诊为膀胱气阴两虚,膀胱有贮尿的功能,膀胱功能减弱而无力贮存尿液,稍有尿就要排出,故尿频;膀胱虚抵御病邪的能力弱,易受他脏病邪乘侮,如感冒、劳累、上火都可诱发。治以补膀胱气阴,收涩止尿。处方:

山药 20 g　熟地 15 g　枸杞子 15 g　山茱萸 15 g　益智仁 15 g
乌药 15 g　怀牛膝 15 g　杜仲 20 g　黄芪 20 g　党参 25 g
茯苓 15 g　生甘草 3 g

服 3 剂后来复诊,自诉:服药疗效好,吃完第二付心就放松了,以前心思总集中在尿上,三付吃完,尿急、尿频明显好转。切脉膀胱脉弦缓。大剂补气阴收敛药,治疗虚性尿急、尿频效果明显,但收敛太过易导致气滞湿聚。弦脉为气滞,缓脉主湿。膀胱脉不虚,说明气阴两虚已经好转。弦脉为膀胱气机失于调达,缓脉为收涩太过不利于水的排泄。故收涩与疏导应相宜。治以补气阴,调气利水。弦脉气滞加荔枝核;缓脉有湿加车前子。处方:

荔枝核15 g 车前子15 g 山药15 g 熟地15 g 枸杞子15 g
山茱萸12 g 益智仁12 g 乌药12 g 怀牛膝15 g 杜仲20 g
黄芪25 g 党参30 g 茯苓12 g 生甘草3 g

服6剂而愈。

诊治体会:首诊有效也不可一方到底,往往一方到底不能病愈。用药始终要随着脉象变化而有所调整,才能治愈慢性病及疑难病。

肺气阴虚 程××,女,60岁。自诉有咳嗽病。十几年前,因被农药熏而咳嗽,喘促。后来,不能闻异味,遇有吸烟,炒菜的油烟味,必定咳嗽。诊脉:右寸沉取虚脉。右寸沉取候肺,虚脉主气阴两虚。诊为肺气阴两虚。农药伤肺,久咳肺虚,肺虚对异味敏感。治以补肺气阴。处方:

五味子12 g 人参9 g 黄芪30 g 熟地15 g 紫菀12 g
麦冬12 g 百部10 g 阿胶9 g 罂粟壳6 g 麦芽15 g
生甘草3 g

服3剂后来复诊,说咳嗽、喘促明显好转,但大便不下,两、三天一次。诊脉:肺脉细,大肠脉弦涩。肺脉不虚而细,气阴两虚好转,细仍为虚脉;大肠脉弦涩为大便不通,上方多为滋阴药不应导致便结,大便不下多与罂粟壳有关。

上方去罂粟壳继续服用,半月而愈。

诊治体会:罂粟壳有敛肺、涩肠、止痛的作用,用于虚性久咳、久泻效果明显,但用量不宜过大,不可超过6 g,再是不可长时间作用,两到三天中病即止。

　　以上三节,介绍了芤、革、虚三种病脉,或须浮、中合取,或须浮、中、沉合取,故归为一类。兹将其脉形、脉势及脉位列表 10－1 如下。

表 10－1　芤、革、虚三脉之脉形、脉势与脉位

脉名	脉形	脉势	脉位
芤脉	脉形浮大而软, "中央空两旁实"	来波陡起,指感不见;去波甚缓,轨迹较长。 "无头有尾"为其独有特征	三部皆可见,必须浮、中合取,才得见其"中空旁实"的特点
革脉	形体宽大,外坚中空	来波似弦,但形体宽大,从起点升起的角度很大;去波似芤,但落下轨迹更长	三部皆可见,必须浮、中、沉合取,方见其"外坚中空"的特点
虚脉	脉体大而软, "豁豁然空"	脉波平直,有似弦脉,但波高比弦脉要低	三部皆可见,必须浮、中合取,才会有"豁豁然空"的指感